地域リハビリテーション論
Ver.9

編著
大田仁史

著者
浜村明徳
下斗米貴子
澤俊二

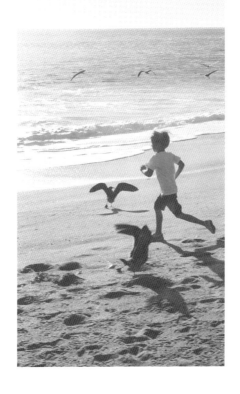

COMMUNITY BASED REHABILITATION

三輪書店

編著者
　大田　仁史　NPO法人 日本健康加齢推進機構　理事長

著者
　浜村　明徳　医療法人共和会 小倉リハビリテーション病院　名誉院長
　下斗米貴子　医療法人社団帰厚堂 南昌病院　理学療法士
　澤　　俊二　岐阜保健大学リハビリテーション学部作業療法学科教授・学科長

序にかえて

　問題の2025年はすぐそこに迫った。地域包括ケア研究会は2010年3月の報告書で「2025年に実施を目指す地域包括ケアシステムの姿」を発表し，2012年の診療報酬・介護報酬の同時改定でも2025年を目指して地域包括ケアシステムの推進を図ることとされてきた。

　1998年に厚生省（当時）では，澤村誠志先生を中心に「地域リハビリテーション支援体制」の検討がされ，翌年，地域リハビリテーション連携指針（マニュアル）が出された。国は助成金を出して，全国都道府県に地域リハビリテーション体制を整備し，地域包括ケアシステムの側面支援を図ってきた。この両システムがしっくり融合しないと，団塊世代がすべて75歳以上になる2025年からの介護予防事業は実を結ばないと考えられる。

　思えば1986年に兵庫県リハビリテーションセンター長だった澤村誠志先生は兵庫県で地域リハビリテーションシステム委員会を立ち上げ，後に地域リハビリテーション支援体制に発展させた。一方，1984年頃に広島県御調町公立みつぎ総合病院院長の山口昇先生が，寝たきり老人対策として地域包括医療・ケアを始め，寝たきり老人ゼロ作戦やゴールドプラン等を経て地域包括ケアシステムに発展させた歴史があった。

　2018年に出版された澤村誠志先生著『地域リハビリテーションと私』（シービーアール）の中に両者の対談がある。その中で両先生は，地域リハビリテーションのゴールは「インクルージョン」であり，地域包括ケアシステムのゴールは「共生社会」であるとし，両制度は「別々のルートをたどって山頂を目指すがゴールは同じ」と話しておられる。そして両先生は二つの言葉は同義語であると断じ切っておられる。私は，この二つの制度がうまく融合することが，2025年以降の介護予防課題を解決する土台であると信じている。

　この書に深く目を通せば，現在の地域リハビリテーションの諸課題が分かる。しかも最後の下斗米貴子氏の症例が，「難しいことを論じているが，私に役に立つのか」と当事者から問いかけられているように思われて，身が引き締まるのである。

2024年8月18日

大田仁史

目　次

序にかえて────────────────────────────iii

第1章　地域リハビリテーション活動の歴史（大田仁史）────────1
Ⅰ．第1期（個別活動期：～1983年頃まで）　1
　1．保健師の訪問活動から始まる　1
　2．社会的孤立への対応（閉じこもり予防）としての活動の芽生え　5
　3．ネットワーク化の動き　5
Ⅱ．第2期（全国展開期：1983～1999年頃）　6
　1．法制の後押し　6
　2．諸活動　7
Ⅲ．第3期（再編・混乱期：2000年頃～現在）　7
　1．介護保険にかかわるリハビリテーション　7
Ⅳ．第4期（統合・完成期：～将来）　8

第2章　地域リハビリテーションの考え方と定義（大田仁史）────────11
　1．地域リハビリテーションの考え方　11
　2．地域リハビリテーションの定義　12
　3．活動指針　15
　4．2016年度定義改定　17

第3章　地域リハビリテーションの諸サービス（浜村明徳・下斗米貴子）────19
Ⅰ．地域リハビリテーションとリハビリテーション医療　19
　1．地域リハビリテーションと在宅リハビリテーション　19
　2．地域リハビリテーションとリハビリテーション医療　20
Ⅱ．在宅リハビリテーション諸サービス　25
　1．介護予防事業等　25
　2．通院・通所によるサービス　26
　3．訪問サービス　28
　4．入所・入院サービス　30

Ⅲ．地域リハビリテーション関連サービス　32
　1．居宅介護支援事業（ケアマネジメントサービス）　32
　2．テクニカルエイドサービス（福祉用具貸与・購入費支給，住宅改修費支給等）　33
　3．その他のサービス　34
Ⅳ．各専門職の果たす役割　38
　1．障害のとらえ方　38
　2．リハビリテーションの流れの中での考え方　40
　3．地域リハビリテーションにおける各職種の役割　43
　4．地域リハビリテーションにかかわる他の職種の役割　48

第4章　介護保険とリハビリテーション（澤俊二） —————51
Ⅰ．介護保険制度導入の背景　52
Ⅱ．諸外国の状況　56
Ⅲ．介護保険制度の概要　58
　1．理念　58
　2．介護保険の目的　58
　3．介護保険法の基本理念　59
　4．介護保険の仕組み　59
　5．介護サービス利用の仕組み　59
　6．介護サービスとサービス上限額，自己負担率，サービス料　61
　7．介護支援専門員（ケアマネジャー）の役割　75
Ⅳ．介護保険法改正（2005年度）による制度見直しの具体的内容　76
　1．基本的な視点　77
　2．制度見直しの具体的内容　77
Ⅴ．2025年「地域包括ケアシステム」の確立を目指して　83
Ⅵ．2012年度介護保険法等の一部改正の具体的内容　88
Ⅶ．介護保険法改正により「医療介護総合確保推進法」成立（2014年6月）　89
Ⅷ．高齢者の地域におけるリハビリテーションの新たな在り方検討会（2014年9月～2015年3月）　90
Ⅸ．認知症施策推進総合戦略（新オレンジプラン）2015年1月　策定　90
Ⅹ．介護保険法の改正・介護報酬の改定（2015年4月）　90
Ⅺ．地域包括ケアシステムの強化のための介護保険法等の一部を改正する法律（2017年7月公布）　93
　1．地域包括ケアシステムの深化・推進　93
　2．介護保険制度の持続可能性の確保　94

XII．医療報酬・介護報酬同時改定（2018年4月）　94
XIII．介護報酬改定（2022年4月）　98
XIV．医療・介護・障害福祉サービス等報酬改定（2024年6月）　99
XV．介護保険制度の問題点と課題　99
XVI．介護保険とリハビリテーション　103
　1．介護予防　103
　2．リハビリテーションと介護保険制度　103
　3．介護保険制度下で介護予防に働く力　104
　4．PT・OT・STの役割　105
XVII．介護保険とリハビリテーションにおける課題と展望　107
　1．地域リハビリテーションと介護保険制度，地域包括ケアシステムの課題　107
　2．介護支援専門員に左右されるリハビリテーションサービス　109
　3．自宅と施設で完結する制度の課題　109
　4．自立度向上を評価し，公表するシステムと報奨制度の欠如（2000年）とアウトカム評価〔成功報酬（2018年）〕の導入　109
　5．訪問リハビリテーションの単位の減算の問題　109
　6．リハビリテーション・介護の効果を上げる質的向上の手法の開発　110
　7．老人保健法に基づく機能訓練事業の魂を通所リハ，通所介護，訪問リハ，地域支援事業，総合事業に継承を　110
　8．地域包括支援センターの課題　111
　9．ターミナルケアに終末期リハビリテーションの導入を　112

第5章　地域リハビリテーションのシステム―連携とネットワークづくり―（浜村明徳）　117

I．地域リハビリテーションにおける連携　117
　1．連携が期待される背景　117
　2．地域における連携　118
II．地域リハビリテーション支援体制づくり　120
　1．国際的な地域リハビリテーションの支援体制　120
　2．これまで行われたわが国の地域リハビリテーションの支援体制　120
　3．地域包括ケアシステムとこれからの地域リハビリテーション　122
III．地域リハビリテーションシステムづくりの事例　124
　1．私的病院の地域リハビリテーション活動　125
　2．北九州市の顔の見える関係づくりを目的とする専門職連携教育活動　127

第6章　事例を通してみる援助の実際（下斗米貴子）――――131

〔症例1〕70代　女性　第1腰椎偽関節　低カリウム性周期性四肢麻痺　131
〔症例2〕50代　女性　脳動脈奇形　左中大脳動脈閉塞症　症候性てんかん　135
〔症例3〕70代　男性　脳梗塞　陳旧性心筋梗塞　狭心症　心房細動　うっ血性心筋梗塞　前立腺癌　139

索　引　144

第1章
地域リハビリテーション活動の歴史

　地域リハビリテーションの歴史を探るのは，それほど容易ではない。それは「地域リハビリテーション」の考え方，定義がはっきりしなかったことによる。歴史的には「地域とはなにか」という，不毛の議論がされていたからである。そこでは地域リハビリテーションとは在宅でのリハビリテーションで，病院・施設のリハビリテーションと対比したニュアンスで語られてきた。現在，地域リハビリテーションは制度の中でも使われ，一般的には包括的な概念となっている。

　そのような意味から，今使われている意味で厳密に歴史を探ると，それはごくごく最近のことになる。定義に関しては後の章で触れるとして，1991年，日本リハビリテーション病院協会（現在，一般社団法人・日本リハビリテーション病院・施設協会）の地域リハビリテーション委員会が，それまでの考えや実態をまとめるかたちで包括的な定義を行った。そこで，在宅リハビリテーションも病院・施設でのリハビリテーション活動も地域の中で行われるものであって，地域リハビリテーションは包括的な概念であることを示唆した。1992年の第2次医療法の改正で，予防，治療に次いでリハビリテーションの必要性が謳われ，はじめてリハビリテーションは医療の法律の文言で語られた。また，在宅が医療を提供する場とされたので，在宅リハビリテーションが法律的にも認知された。これによって，在宅リハビリテーションも病院・施設リハビリテーションもリハビリテーションであり，それを有機的に機能させることが地域リハビリテーションの活動であることが明確になったといえよう。

　このような経緯から，この章では比較的早い時期から行われてきた在宅でのリハビリテーションや，その支援活動を探りながら今日に至った歴史をみてみる。**表1-1**を参照して概要を理解してほしい。著者は地域リハビリテーションの歴史をおよそ次のように分けて大枠を理解するようにしている。

I．第1期（個別活動期：～1983年頃まで）

1．保健師の訪問活動から始まる

　在宅リハビリテーションは保健婦（2002年より保健師に名称変更）の活動を中心に行われてきた。そして，それぞれの活動は保健婦（師）の思量により内容はまちまちである。しかし，その

表 1-1 主な地域リハビリテーション活動等の年表

	制度等	活動等
第1期〈個別活動期〉	1963：老人福祉法 1965：理学療法士及び作業療法士法 1969：ねたきり老人に対する老人家庭奉仕員派遣制度 1970：心身障害者対策基本法（1993に障害者基本法に名称変更） 1978：デイサービス，ショートステイ誕生 1982：老人保健法成立	～保健婦（師）の訪問リハビリテーション 1960：更生相談所の訪問リハビリテーション（兵庫，澤村誠志） 1967：東京リハビリテーション福祉協会（脳卒中患者会）（大田仁史） 1968：北海道保健婦（師）巡回訪問リハビリテーション（三島博信） 1973：大阪府大東市理学療法課，茨城県守谷町通所リハビリテーション，東京都養育院デイケア 1974：在宅機能訓練事業（悲田院） 1975：東京都板橋区訪問リハビリテーション 1976：碑文谷保健所リハビリテーション教室 1978：長崎市脳卒中連絡協議会 1979：全国地域リハビリテーション研究会発足 大東市「障害児教育基本方針」 1980：WHOがICIDHを発表 1981：国際障害者年 1982：第1回全国失語症者の集い
第2期〈全国展開期〉	1983：老人保健法実施 機能訓練事業開始 老人訪問看護制度 1984：地域リハビリテーション推進事業（更生相談所） 1985：第1次医療法改定 1986：老人保健施設（中間施設） 1987：社会福祉士及び介護福祉士法 寝たきりゼロ作戦 1989：ゴールドプラン 在宅介護支援センター 1991：老人保健法改定 1992：第2次医療法改定 訪問看護制度（ステーション） 療養型病床群 1993：障害者対策に関する基本計画策定，ハートビル法 1994：新ゴールドプラン，エンゼルプラン 老人デイケア（診療報酬） 1995：障害者プラン―ノーマライゼーション7か年戦略― 1996：地域リハビリテーションコーディネーター 機能訓練事業A型，B型 リハビリテーション科標榜科になる タウンモビリティ推進事業 1997：言語聴覚士法	1983～1992：国連障害者の十年 1984：広島県旧御調町「地域包括ケア」活動（山口昇） 1986：兵庫県地域リハビリテーションシステム委員会（会長：澤村誠志）発足 1987：第1回地域リハビリテーション研修会（日本理学療法士協会） 1989：第1回沖縄県地域リハビリテーション推進交流大会 東京・第1回墨田区リハビリテーション大会 国連総会「子ども権利条約」 1991：東京都が都営住宅のバリアフリー化 国連総会「高齢者のための国連原則」 1992：第29回日本リハビリテーション医学会，地域リハビリテーションにかかわるあらゆる職種が発表（澤村誠志） 1993～2002：アジア太平洋障害者の十年 1994：日本「子ども権利条約」批准 サラマンカ宣言 1997：WHOがICIDH-2ベーター1案を発表 1998：全国脳卒中連合会

表 1-1 主な地域リハビリテーション活動にかかわる年表（つづき）

	制度等	活動等
第3期 〈再編・混乱期〉	1998：地域リハビリテーション支援体制整備推進事業 社会保障の基礎構造改革 2000：介護保険制度開始，回復期リハビリテーション病棟 ゴールドプラン21（～2005），健康日本21（～2010） 交通バリアフリー法 老人保健法全部改正 2001：厚生省→厚生労働省（2001.1.6） 2002：健康増進法 2003：介護報酬改定 支援費制度 第4次医療法改正 2005：介護保険法改正 障害者自立支援法 2006：健康保険法改正 高齢者虐待の防止，高齢者の養護者に対する支援等に関する法律（2006年4月施行） 医療構造改革 診療報酬改定でリハビリテーション医療の枠組みの変更 「地域リハビリテーション推進のための指針」策定 2008：後期高齢者医療制度発足にあわせて，老人保健法は高齢者の医療の確保に関する法律へ変更 2009：介護報酬改定 障害者福祉サービス費用報酬改定 2010：診療報酬改定 2013：障害者自立支援法から障害者総合支援法に変更（難病追加），重度訪問介護の対象拡大（2014年4月より） 障害者差別解消法が成立（2016年4月より施行） 2014：医療介護総合確保推進法 2016：障害者差別解消法施行 2018：改正社会福祉法施行 2020：地域共生社会の実現のための社会福祉法等の一部を改正する法律 高齢者の保健事業と介護予防の一体的な実施 2021：地域支援事業の改正 第8期介護保険事業（支援）計画（～2023） 「地域リハビリテーション推進のための指針」改定	1999：WHOがICIDH-2ベーター2案を発表 1999：国際高齢者年 1999：地域リハビリテーション支援体制整備推進事業（厚生省：マニュアル発表） 2000：全国回復期リハビリテーション病棟連絡協議会発足 介護予防・生活支援事業実施要綱（老人保健福祉局長通知） 2001：WHOがICFを発表 2001：第一回リハビリテーション合同研究大会開催（茨城） 2002：第一回全国地域リハビリテーション研修会開催（大阪：同研究会主催） 2003：報告書「2015年の高齢者介護」（堀田力，地域包括ケアシステム法・行政上初出） 2004：スペシャルオリンピック（長野県） 2004：報告書「高齢者のリハビリテーションの在りかた」（上田敏） 2006：地域包括支援センター設置 ※介護予防事業の推進 2008：報告書「地域における『新たな支え合い』を求めて」（これからの地域福祉のあり方に関する研究会） 2010：安心活力への「社会保障ビジョン」 新成長戦略「元気な日本」復活のシナリオ 2011：社会保障・税一体改革（政府・与党社会保障改革本部決定） 地域包括ケアの推進（介護保険法一部改正．第5条第3項に「地域包括ケアに係わる理念」が追加される） 2012：保健所機能の拡充のガイドライン 2015：地域リハビリテーション活動支援事業　創設 保健医療2035提言書（「保健医療2035」策定懇談会） 2016：地域リハビリテーションの定義改定（日本リハビリテーション病院・施設協会） ニッポン一億総活躍プラン（閣議決定） 「我が事・丸ごと」地域共生社会実現本部設置（内閣府） 2017：2040年に向けた挑戦（地域包括ケア研究会） 地域リハビリテーション活動支援事業

表 1-1 主な地域リハビリテーション活動にかかわる年表（つづき）

	制度等	活動等
	2023：全世代対応型の持続可能な社会保障制度を構築するための健康保険法等の一部を改正する法律（全世代社会保障法） 2024：第9期介護保険事業（支援）計画（～2026） 診療報酬，介護報酬，障害福祉サービス等報酬のトリプル改定 共生社会の実現を推進するための認知症基本法（認知症基本法）施行 健康日本21（第三次）	2021：地域共生社会・新事業（重層的支援体制整備事業） 東京2020パラリンピック 地域包括ケアシステム構築に向けた地域リハビリテーション体制整備マニュアル（日本リハビリテーション病院・施設協会） 精神障害にも対応した地域包括ケアシステムの構築に係る検討会―誰もが安心して自分らしく暮らすことができる地域共生社会の実現を目指して　報告書 2022：生活期リハビリテーションにおける適切な評価の在り方に関する調査研究事業（老人保健健康増進等事業） 介護予防マニュアル第4版 2023：地域リハビリテーション体制推進のための研修事業（老人保健健康増進等事業） 認知症サポーター1,400万人突破 2024：リハビリテーション，口腔，栄養の一体的な取り組み推進

＊諸制度が出てきたが，資源の不足や内容，役割分担，連携等に混乱がみられる。第4期として，〈充実期〉がくることが望まれる。（筆者作成．2024）

　活動は現場をあずかる（地区担当制）者が必要に迫られた気持ちから始められたように思う。具体的には文献によって探るしかないが，保健婦（師）の地域を支えるという強い意志のようなものを感じる。

　1963年に理学療法士（PT），作業療法士（OT）が誕生し，彼らと同行する活動もみられる。北海道で三島博信氏（当時，洞爺湖温泉病院のリハビリテーション医療担当）が保健婦（師）に在宅でのリハビリテーションの技術を指導しながら雪の行軍をされた報告は，当時社会的資源のない時期の活動として敬服に値する。そのような活動が今もなされているのだろうか。

　淡路島の池脇政子保健婦（師）は，在宅の寝たきり者を一人でも減らすため婦人会などを活用し，町ぐるみの活動を展開されたと聞く。高知県では，保健婦（師）の駐在システムがあり（現在はない），当時の衛生部長だった上村聖恵氏（当時，日本看護協会保健婦部会長）は保健婦（師）のリハビリテーション教育に力を入れていた。すでに3次予防の考え方が定着していたように思われる。

　行政が行った活動として，茨城県の守谷町でOTの矢谷令子氏（長く日本作業療法士協会長を務めた。元・新潟医療福祉大学教授）が保健婦（師）と協力し，町の通所リハビリテーションに取り組んでいたのは，市町村活動としては嚆矢ではなかろうか。

表 1-2　7つの心

(1)　生活感覚の戸惑い
(2)　社会的孤立と孤独感
(3)　目標の変更ないしは喪失
(4)　獲得された無力感
(5)　役割の喪失ないしは変更
(6)　可能性がわからない
(7)　障害の悪化や再発の不安

2．社会的孤立への対応（閉じこもり予防）としての活動の芽生え

　著者は1967年から東京都を中心にした脳卒中患者会の支援活動から，在宅療養者の心理的課題をKJ法により7つ（**表1-2**）に分類し，社会的孤立に焦点を合わせた支援が重要であるとの結論から，ボランティア活動として集団治療を始めた。この手法は1970年碑文谷保健所（現在，碑文谷保健センター）で取り入れられ，東京都の多くの特別区や横浜市，川崎市の一部の区でも行われるようになり，後の機能訓練事業の手法に一定の役割を果たした。

　このようなデイケア的な活動は先進的な施設では行われていたが，地域全体の組織的活動につながるものではなかった。

3．ネットワーク化の動き

　病院を中心にした組織的活動としては，兵庫県での県レベルの活動が早く，長く兵庫県立総合リハビリテーションセンター所長を勤められた澤村誠志氏（現在，兵庫県立リハビリテーション中央病院名誉院長）によって，二次医療圏ごとにリハビリテーション医療の中核的病院を配置する手法がとられた。現在の地域リハビリテーション支援推進事業の骨格をなす事業といえる。1978年，長崎市で病院や施設のリハビリテーションに関心のある人々で長崎市脳卒中協議会（当時の代表：浜村明徳氏，国立療養所長崎病院リハビリテーション医療担当。現在，小倉リハビリテーション病院名誉院長）が立ち上げられた。協議会で組織的に患者を追跡する方式は，地域リハビリテーション支援体制のあり方の一つの方向を示すものであった。

　注目すべきは，大阪府大東市のノーマライゼーションに向けての活動である。1973年，福祉事務所に理学療法課（科ではない）が誕生し（1991年からリハビリテーション課。2007年廃止），PTの山本和儀氏が就任した。「障害」児教育に力を入れ，1979年大東市「障害」児教育基本方針を立て，統合教育を目指した。1994年，スペインとユネスコが「特別ニーズ教育世界会議」で出した包括教育（インクルージョン）に関するサラマンカ宣言に先駆けること20年ということになる。大東市のノーマライゼーションに向けての地域リハビリテーション活動は，市町村レベルの活動としていまだ追従できる自治体がない。

　この時期の後半は各地で，在宅リハビリテーションが話題になるようになってきた。

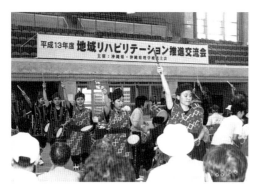
図 1-1　沖縄県の全県大会

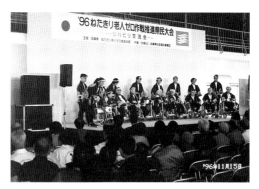
図 1-2　兵庫県の全県大会（2002年度で中止）

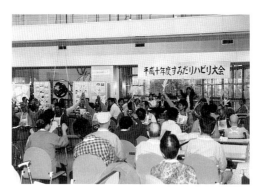
図 1-3　東京都墨田区の大会

II．第2期（全国展開期：1983～1999年頃）

1．法制の後押し

　この時期は，1983年に老人保健法にて市町村に義務づけられた機能訓練事業により，全国的に一気に在宅リハビリテーションの機運が高まった時期といえる。PT，OTが不足してはいたが，各市町村の保健婦（師）の工夫で次第に全国的に展開された。沖縄県（図1-1）や岡山県，兵庫県（図1-2）では全県大会までに発展し，ことにリハビリテーションサービスに恵まれない市町村を大いに勇気づけた。東京都でも墨田区（図1-3）では全区の大会が開かれている。また，保健所単位で管内の市町村の合同大会が開かれるなど，障害者，障害老人の生活活動範囲の拡大に貢献してきた。

　少子高齢社会を目の前にして，さらに1987年，寝たきりゼロ作戦が展開されるなど，法制によって在宅リハビリテーションは後押しされるかたちで全国的に展開された。閉じこもりの予防，早期リハビリテーションによる廃用症候群の予防が必要であるというキャンペーンがなされたが，医療界の反応は今ひとつの感があった。

　在宅リハビリテーションについては，法の後押しとして，1992年の第2次医療法改正は大きな

意味をもっている。この改正により，医療は予防，治療，リハビリテーションからなること，さらに，医療提供の場として「在宅」が文言で明記された。これにより，在宅リハビリテーションは法的にも明確になった。

　1995年から2002年は「障害者プラン―ノーマライゼーション7か年戦略」，1997年の介護保険法の制定，1999年社会保障の基礎構造改革で「利用者の自己決定・自己選択」を重視するなど，リハビリテーションに関係する法が目白押しとなった。

2．諸活動

　ミレニアムをひかえてリハビリテーションにかかわる諸活動も活発化した。1981年の「完全参加と平等」をテーマとした国際障害者年を受けて，1983年から1992年の「国際障害者の十年」，次いで，1993年から2002年の「アジア太平洋障害者の十年」が定められた。

　国内で，いろいろな患者会の活動があったが，1982年より全国失語症者のつどい〔NPO：全国失語症者友の会連合会（2014年より日本失語症協議会に名称を変更）主催〕が毎年開催され，2009年には福井市で27回目の大会が開かれる。早くから言語聴覚士の国家資格化を国に働きかけてきた運動は特筆すべきである。

　リハビリテーション関係者の地域リハビリテーションへの関心も次第に高まり，1979年に設立された全国地域リハビリテーション研究会（事務局：長崎大学医学部保健学科）の主催する全国研究大会には多くの関係者が集うようになった。長崎県で第1回大会を開いた後，石川，東京，長崎，東京，広島，熊本，富山，宮崎，長崎，東京，大阪，岡山，高知，東京，岩手，長崎，兵庫，大阪，茨城，兵庫，岩手，沖縄，北海道，東京，北九州市，大阪，青森，埼玉，福井の各都道府県で開催された。全国大会は2009年の広島大会で第31回となった（第20回から日本リハビリテーション病院・施設協会との合同大会）。2002年から合同大会とは別に研修大会が毎年行われるようになった。

Ⅲ．第3期（再編・混乱期：2000年頃～現在）

1．介護保険にかかわるリハビリテーション

　1997年に介護保険法が成立し，2000年より施行されたが，この間，地域リハビリテーションには画期的な施策がいくつかみられる。基本には介護予防という考えがある。介護を要する人が増えては介護保険が破綻するので，要介護者を増やさない，また要介護状態を悪化させないようにリハビリテーションを行うというものである。そのために，リハビリテーション医療の流れが急性期，回復期，維持期に整理された。

　2000年の医療報酬制度改変にあたり，リハビリテーション専門病棟として，「回復期リハビリテーション病棟」という新しい病床区分が生まれた。要件は厳しいが，リハビリテーション専門病棟が制度的に認められた意義は大きい。今後リハビリテーション医療は，この病棟を中心に展

開されると考えられる。回復期リハビリテーション後の維持期リハビリテーションでは在宅や施設におけるリハビリテーションが考えられるが，訪問リハビリテーションや通所リハビリテーション（デイケア）などがある。

　もう一つは，1999年から動き出した地域リハビリテーション支援事業である。リハビリテーション懇話会（厚生労働省が主催）で1999年3月に，地域リハビリテーション支援体制のマニュアルが発表された。現在のリハビリテーション的サービスのすべてが，このマニュアルで示された概念図に包括されている。ここに書かれた内容は，リハビリテーション活動そのものが地域の中で始まり，地域に終わることを明確に示唆している。

　1996年に地域リハビリテーションコーディネーター制度が始まった。業務内容は今ひとつ明確ではないが，在宅でリハビリテーションを必要とする人をコーディネートするのが役割で，職種は保健婦（師）が中心と考えられる。この年に従来の機能訓練をA型（従来型）とし，送迎を要しないどちらかといえば軽い障害者や虚弱高齢者を地域に集めて行うB型（地域密接型）を新設した。B型は介護保険非認定者である者，主として虚弱高齢者に対する介護予防事業を行う拠点として考えられた。

　2000年4月に老人保健法の全部改正がなされた。これによって，従来のA型の事業では原則として介護保険認定者を対象者から除外した。このため，若年障害者は行き場を失い，従来の機能訓練事業は大幅に後退した。2006年4月から施行された改定介護保険でB型はなくなった。また，2008年度をもって老人保健法はなくなり，機能訓練事業という名称は健康増進法に残った。しかし，市町村に義務づけられた事業ではないため，現状での推進は期待できない。

Ⅳ．第4期（統合・完成期：～将来）

　現在，超高齢社会に向けて，いろいろの施策が目白押しである。2002年に国から出された医療提供体制の考え方ではリハビリテーション医療が重視され，また，介護保険では在宅ケアに焦点が当たっている。高齢者の医療費を抑制するために，「健康日本21」もスタートし，一次予防にも力を入れている。寝たきり者を減らすために，介護予防や地域包括ケアシステム（いずれも「2015年の高齢者介護」から始まる）という新しい概念での施策にも国は力を入れている。

　2005年6月22日に介護保険法が改正された。介護保険では自立支援，リハビリテーション前置主義などといわれたが，介護保険サービスでは介護度の改善にきわめて効果がなかったこと，同時に走った介護予防事業ではあったが，要支援者や要介護1の人が急増したことを受けて，改正介護保険法では介護予防と地域重視が強く謳われた。その中で地域リハビリテーションに大きくかかわってくるのが地域支援事業と新予防給付で，これの介護予防マネジメントを行う包括支援センターの中にリハビリテーション機能をどれほど注入されるかが課題であろう。

　同年12月には医療法改正の大綱が定まり，超高齢社会に向けて制度の見直しや事業の枠組みがめまぐるしく変化する。一方で，三位一体の考えのもとで地方自治体に権限委譲される事業も多

い。国も自治体も財政は厳しいので，交付された額で十分なサービスが提供されるとは考えにくい。地域リハビリテーション支援体制の普及事業への国からの助成も中止となった。自治体の特性に合わせた事業を生み出す知恵が問われる時代になった。

今後，地域リハビリテーションは地域包括ケアシステムと連動する形で展開されると思われるが，地域包括ケアシステムの制度的内容はたびたび変更されていくので，現場にはそれに遅れることなく対応できる先見性が期待される。『保健医療2035提言書』や『2040年に向けた挑戦』などは読み込んでおく必要があろう。また「全世代型社会保障制度」が具体化してくるころの地域包括ケアシステムの在り方なども議論の俎上に載せておくべきだと考える。

地域支援事業，社会福祉法が改正されて新事業（重層的支援体制整備事業）が実施されることで，地域活動の基盤は法的にはほとんど整備された。今後現場がこれらの法や制度に基づく事業を具体的に実施できるかが問われる。

第9期（令和6年〜8年）介護保険法の報酬審議会で，軽度要介護者の在宅サービスは地域支援事業に移すという議論があったが，先送りになった。しかしその流れは認識しておく必要がある。その時の受け皿になる制度は，地域支援事業の総合事業にある一般介護予防事業の中の地域リハビリテーション活動支援事業になると思われ，リハビリテーション専門職は市町村でも求められるが，応急的には地域リハビリテーション支援体制の広域支援センターや協力病院のリハビリテーションスタッフが当たることになる，と思われる。そのために，リハビリテーション専門職の研修が「地域リハビリテーション推進のための指針の改定」（令和3年5月老健局老人保健課，事務連絡）で強く出されている。

地域包括ケアシステムと地域リハビリテーション支援体制を強く結びつけるためと思われるが，地域包括ケアシステムに予防（保健や介護予防）の視点が弱いのが難点である。老人保健事業と介護予防の一体的実施も2020年からで，後手に回っている。

地域リハビリテーションを包括的に推進するには，いまだ困難なことが多い。今後，多くの施策が打ち出されると考えられるが，それぞれの制度でなされる事業が統合される時期が一日でも早いことを願う。

参考文献
1) 澤村誠志（監修・編集）：地域リハビリテーション白書'93．三輪書店，1993
2) 澤村誠志（監修・編集）：地域リハビリテーション白書2．三輪書店，1998
3) 澤村誠志（監修・編集）：地域リハビリテーション白書3．三輪書店，2013
4) 大田仁史：地域リハビリテーション原論 Ver. 6．医歯薬出版，2014
5) 「保健医療2035」策定懇談会：保健医療2035提言書．2016
6) 地域包括ケア研究会：2040年に向けた挑戦．平成28年度老人保健健康増進等事業，2017
7) 山口昇：実録寝たきり老人ゼロ作戦　地域包括ケアシステムの構築をめざして―公立みつぎ総合病院45年の軌跡．ぎょうせい，2012

第2章
地域リハビリテーションの考え方と定義

1．地域リハビリテーションの考え方

　地域リハビリテーションの本質は，共生のため，すなわちノーマライゼーションに向かって地域が変わっていくための活動ということができる．CBR（community based rehabilitation）ともいわれてきたが，これは主に発展途上国において，リハビリテーション資源の少ない地域に対して出張的にリハビリテーションサービスを展開する事業を意味するものであった．日本でいわれてきた地域リハビリテーションとはニュアンスが異なっていたが，1994年，WHO，ILO，UNESCOでは，CBRの定義を以下のように整理した．

CBRとは，
　障害のあるすべての人々のリハビリテーション，機会の均等，そして社会への統合を地域のなかで進めるための戦略である．
CBRは，
　障害のある人々とその家族，そして地域，さらに適切な保健，教育，職業および社会サービスが統合された努力により実施される．
〔澤村誠志（監修・編集）：地域リハビリテーション白書3，三輪書店，2013より〕[1]

　この考え方は，ノーマライゼーションを意味するもので，1991年に日本リハビリテーション病院協会が定義した以下の内容と同様のものとなった．

　地域リハビリテーションとは，障害のある人々や老人が住み慣れたところで，そこに住む人々とともに一生安全にいきいきとした生活が送れるよう，医療や保健，福祉および生活にかかわるあらゆる人々がリハビリテーションの立場から行う活動のすべてをいう．
　その活動は，障害のある人々のニーズに対して先見的で，しかも，身近で素早く，包括的，継続的そして体系的に対応しうるものでなければならない．
　また，活動が実効あるものになるためには，個々の活動母体を組織化する作業がなければなら

ない。そして，なにより一般の人々や活動にかかわる人々が障害をおうことや，年をとることを家族や自分自身の問題として捉えることが必要である。

(日本リハビリテーション病院協会編：リハビリテーション医療のあり方その1, 1991より)

このように，現在地域リハビリテーションの概念は，在宅リハビリテーション，病院・施設リハビリテーション，教育，就業など障害者の生活のすべてをQOLの視点から支える地域全体の活動総体を意味するきわめて包括的な内容になっているといえる。

2000年の介護保険制度の施行に伴い，日本では多くのリハビリテーションにかかわる施策が打ち出された。介護保険制度の中では自助・自立の精神が謳われる一方，介護予防の観点から「リハビリテーション前置主義」という言葉も生まれた。これは，無作為のため廃用症状によって介護状態を引き起こすのではなく，介護を受ける前段にリハビリテーションサービスが提供されなければならないという考えに基づくものである。

そのために，2000年4月から診療報酬制度の中に回復期リハビリテーション病棟が誕生した。スタッフや施設，患者等に厳しい要件（表2-1）が課せられているが，リハビリテーション専門病棟が認知されたことは意義深い。今後，この病棟を中心にリハビリテーション医療は展開していくと思われる。

回復期（亜急性期）リハビリテーション病棟ができたことで，リハビリテーション医療の流れは，急性期，回復期，維持期（生活期）のそれぞれの内容（役割）がより明瞭となった（図2-1）。2006年4月の診療報酬の改定で，回復期リハビリテーション病棟の要件は一変した。さらに，その後この病棟の要件は微調整されてきたが，2012年4月の改定で当該病棟は要員の配置で3段階に改定された。これらは，表2-1の当該病棟の要件と比較してみると興味深い。また，取り扱われる疾病の種類の規定や診療日数の制限なども細かく定められた。総合承認施設の認定もスペースより人員が重視された。

回復期リハビリテーション病棟ができることと呼応する形で，1999年3月，国から地域リハビリテーション支援体制のマニュアルが提示された。これは急性期のリハビリテーション医療から就業，教育，テクノエイド，住宅等リハビリテーションにかかわるあらゆる活動やサービスが組織的に展開できるシステムを作るよう都道府県に指示したものである。これについては第5章で述べられている。

これら一連の地域リハビリテーション活動を理念的に補強する目的で，日本リハビリテーション病院・施設協会では1999年に地域リハビリテーションの定義を一部修正した。基本的な考え方は1991年の定義とほとんど変わらない。

2．地域リハビリテーションの定義

地域リハビリテーションとは，障害のある人々や高齢者および，その家族が住みなれたところ

表 2-1 回復期リハビリテーション病棟の要件（2000 年 4 月）

	回復期リハビリテーション
病棟	回復期リハビリテーションを要する状態の患者が常時 8 割以上の病棟
職員要件	リハビリテーション科専従医師 1 名以上 PT 2 名以上 OT 1 名以上常勤
患者要件 （厚生労働大臣が定める回復期リハビリテーションを要する状態）	①脳血管疾患，脊髄損傷等発症後 3 カ月以内の状態 ②大腿骨頚部，下肢または骨盤等の骨折の発症 3 カ月以内 ③外科手術または肺炎等の治療時の安静により生じた廃用症候群を有する手術後または，発症後 3 カ月以内の状態 ④上記に準ずる状態
施設要件	・床面積 6.4 m^2，廊下 1.8 m 以上，居室に面した廊下 2.7 m 以上 ・患者に適した浴室，便所
看護・介護要件	・入院患者の数が 3 または，その端数を増すごとに 1 以上 ・看護職員の最少必要数の 4 割以上が看護師 ・看護補助者の数と入院患者の数が 6 または，その端数を増すごとに 1 以上
その他	・総合リハビリテーションまたは理学療法 II および作業療法 II の届出 ・実施計画の作成と効果，実施方法の評価体制 ・180 日を限度。ただし，さらにこの病棟での入院が望まれる場合は 2 割以内の範囲で，そのまま入院も可能。この場合は病棟種別による一般病棟 II 群入院基本料 5 または療養病棟入院基本料 1 を算定 ・②で入院中に急性に発症する脳血管疾患等が生じ，引き続き入院する場合はリセットされ，直近の発症日から新たに算定

※その後，年ごとの診療報酬の改定で少しずつ変わってきているので調べてみると参考になる。

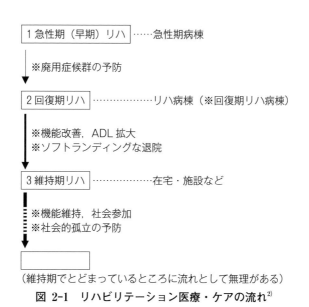

図 2-1 リハビリテーション医療・ケアの流れ[2]

で，そこに住む人々とともに，一生安全に，いきいきとした生活が送れるよう，医療や保健，福祉および生活にかかわるあらゆる人々，機関，組織がリハビリテーションの立場から協力し合って行う活動のすべてをいう．

　この定義には活動指針があり，ライフサイクルのあらゆるステージのリハビリテーション活動の指針が簡潔に述べられている．

　2004年に日本リハビリテーション病院・施設協会では，「リハビリテーション」に関する定義を発表した[3]．

　リハビリテーションとは，障害のある人が心身の最良の状態を獲得し，年齢や障害の程度に応じ，その地域に住む人々とあらゆる面で同水準の生活がなされることである．

　＊「あらゆる」とは，社会的，教育的，職業的，経済的，文化的な意味である．
　＊生活が「なされる」としたのは主体的な生活を「送る」ことができない人々を除外しないためである．

　この背景は，リハビリテーションという言葉は日本では「全人権的回復」という概念で導入され，リハビリテーション医学は「復権の医学」として理解されてきた．しかし，診療報酬制度などではリハビリテーションを，理学療法，作業療法，言語聴覚療法など限定した手法とするなど，字義が矮小化されてしまうという危機感から，同協会が見解を明らかにしたものである．

　この定義を，注（＊）とあわせて読むと「リハビリテーション医療」の意味もわかりやすくなる．また，現在の診療報酬制度が「リハビリテーション医療」の全体を保障したというにはほど遠いことがわかる．

　「地域リハビリテーション」の定義と，このリハビリテーションの定義はきわめて似ていることに気がつく．それは「地域リハビリテーション」を「活動」とし，その目標が「リハビリテーション」そのものを表現しているからである．そのように考えると，「地域リハビリテーション」は「リハビリテーション」のために地域で行う諸活動の全体ということになり，わかりやすくなる．

　地域リハビリテーションの定義で，「一生安全に，いきいきとした生活が送れるよう」と述べられている．言葉は柔らかいが非常に重い表現である．すなわち，QOLを主軸に置くリハビリテーションの真意を表現しているからである．しかし残念ながら，医療保険制度や介護保険制度におけるリハビリテーションでは，医療法の第1条の2で「心身の状況に応じて…良質かつ適切なものでなければならない」としているにもかかわらず，平成18年12月の老健局の課長通達で「主として身体」にかかわるものとしたため，QOLとは程遠い内容になってしまった．すなわち，ADL中心の成果主義すなわち「右肩上がり」のエビデンスが過剰に重んじられ，リハビリテーションはQOLの観点から高齢者や超重度障害者にかかわるよりどころを失ったきらいがある．

　「一生」リハビリテーションがかかわるとしたら，最期までリハビリテーションが必要であることを明確にすべきである．それには終末期リハビリテーションの思想と技術が必要である．

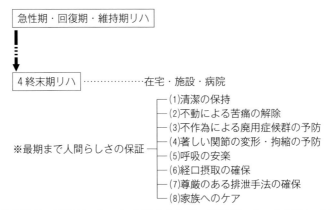

図 2-2 終末期リハビリテーションを踏まえたリハビリテーション医療・ケアの流れ[4]

3．活動指針

・これらの目的を達成するためには，障害の発生を予防することが大切であるとともに，あらゆるライフステージに対応して，継続的にリハビリテーションサービスを提供できる支援システムを地域に作っていくことが求められる（予防的リハビリテーション：介護予防と支援システムの構築）。

・ことに医療においては，廃用症候群の予防および機能改善のため，疾病や障害が発生した当初より，リハビリテーションサービスが提供されることが重要であり，そのサービスは急性期から回復期，維持期へと遅滞なく効率的に継続される必要がある（サービス提供の流れ）。

・また，機能や活動能力の改善が困難な人々に対しても，できうる限り社会参加を可能にし，生ある限り人間らしく過ごせるよう専門的なサービスのみでなく，地域住民も含めた総合的な支援がなされなければならない（当事者の社会参加）。

・さらに，一般の人々が障害をおうことや年をとることを自分自身の問題としてとらえられるよう啓発されることが重要である（取り巻く社会の心構え）。

この中には，筆者が主張する終末期リハビリテーション（図2-2）も念頭に置かれている。これらを踏まえて，予防的リハビリテーション→治療的リハビリテーション（急性期リハビリテーションと回復期リハビリテーション）→維持的リハビリテーション（維持期リハビリテーションと終末期リハビリテーション）と整理する人もいる。

筆者は，終末期リハビリテーションの考えと手法および予防的介護（身体としての人間らしさを保証する介護）を合わせると，福祉領域とリハビリテーション活動の接点が生まれ，地域でのリハビリテーション活動が整理しやすいのではないかと考えている（図2-3）。そのような趣旨から，終末期の前段に介護期リハビリテーションを入れることを主張している（図2-4）。

いずれの定義によるとしても地域活動を行うには，

① 直接的援助活動（量を増やし，質を高める）

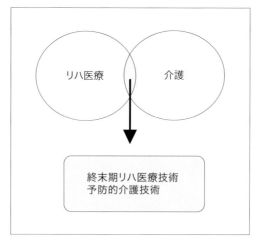

図 2-3 リハビリテーション医療と介護との接点[4]

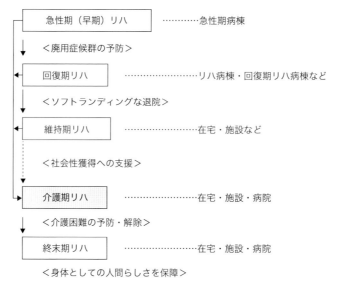

図 2-4 介護期リハビリテーションからみたリハ医療・ケアの流れ（改定）[5]

② 組織化活動（住民，当事者，関係者，組織，機関との連携を深める）
③ 教育・啓発活動（一般，当事者，関係者に対して）
の視点から考えることが重要である。

浜村明徳氏は活動指針に挙げた3つの活動を戦術とし，当面の活動課題として**表2-2**のように整理している。

表 2-2 地域リハビリテーションの活動指針

〈地域リハビリテーションの活動指針〉
・これらの目的を達成するためには，障害の発生を予防することが大切であるとともに，あらゆるライフステージに対応してリハビリテーション・サービスが継続的に提供できる支援システムを地域につくっていくことが求められる。
・ことに医療においては廃用症候の予防および機能改善のため，疾病や障害が発生した当初よりリハビリテーション・サービスが提供されることが重要であり，そのサービスは急性期から回復期，維持期へと遅滞なく効率的に継続される必要がある。
・また，機能や活動能力の改善が困難な人々に対しても，できうる限り社会参加を促し，生ある限り人間らしく過ごせるよう専門的サービスのみでなく地域住民も含めた総合的な支援がなされなければならない。
・さらに，一般の人々や活動に加わる人が障害をおうことや年をとることを家族や自分自身の問題としてとらえるよう啓発されることが必要である。

表 2-3 地域リハビリテーションの定義（2016 年版）[6]

　地域リハビリテーションとは，障害のある子供や成人[1]・高齢者とその家族が，住み慣れたところで，一生安全に，その人らしく[2]いきいきとした生活ができるよう，保健・医療・福祉・介護[3]及び地域住民を含め[4]生活にかかわるあらゆる人々や機関・組織がリハビリテーションの立場から協力し合って行なう活動のすべてを言う。

《見直しの要点》
1…地域リハは，全世代にわたることを踏まえ，「子供や成人」を追加した。
2…「その人らしく」が 2025 年以降，団塊世代の生活スタイルと考え挿入した。
3…「介護」は欠かせないので挿入した。
4…「地域住民を含め」を入れ，地域ぐるみの活動をうたった。

4．2016 年度定義改定

　日本リハビリテーション病院・施設協会では，浜村明徳氏が中心になり，15 年ぶりに地域リハビリテーションの定義を改定した（**表 2-3**）。見直しの要点を含め比較してほしい。内容的には大きく変わらないように見えるが，よりインクルージョンの思想が具体的に示された。

　また地域リハの推進課題としても時代の流れに沿うように文言が増強，整理され，具体的に示された（**表 2-4**）。

表 2-4 地域リハビリテーションの推進課題（2016 年版）[6]

1. リハビリテーションサービスの整備と充実
   ①介護予防[1]，障害の発生・進行予防[2] の推進
   ②急性期・回復期・生活期[3] リハビリテーションの質の向上と切れ目のない[4] 体制整備
   ③ライフステージにそった適切な総合的リハビリテーションサービス[5] の提供
2. 連携活動の強化とネットワークの構築
   ①医療介護・施設間連携[6] の強化
   ②多職種協働体制の強化[7]
   ③発症からの時期[8] やライフステージにそった[8] 多領域を含むネットワークの構築[8]
3. リハビリテーションの啓発と地域づくりの支援
   ①市民や関係者[9] へのリハビリテーションに関する啓発活動の推進
   ②介護予防にかかわる諸活動[10] を通した支えあいづくり[10] の強化
   ③地域住民も含めた地域ぐるみの支援体制づくり[11] の推進

《見直しの要点》
1…「介護予防」を推進課題として強調した．
2…「障害の進行予防」も追加した．
3…「維持期」は「生活期」に変更した．
4…「〜」を「切れ目のない」という言葉を入れて表現した．
5…小児・成人のリハを意識し，「ライフステージにそった適切な総合的リハ」を追加した．
6…「医療介護連携」「施設間連携」の強化を課題とした．
7…チームでの活動を推進すべく「多職種協働体制の強化」も課題とした．
8…「発症からの時期」で急性発症する疾病等を，「ライフステージにそった」で小児・成人・難病等を意識し，「多領域を含むネットワークの構築」とした．
9…市民のみならず「関係者」にも啓発の必要があると考えた．
10…「介護予防は地域リハ活動推進事業に限らない」ので，「介護予防にかかわる諸活動」と広く捉えた．加えて，「支えあいづくり」に寄与すべきとした．
11…認知症サポーター・ボランティアの育成等「地域ぐるみの支援体制づくりに積極的なかかわりが期待される」ので明記した．

参考文献
1) 澤村誠志（監修・編集）：地域リハビリテーション白書 3．三輪書店，2013
2) 大田仁史：地域リハビリテーション原論 Ver. 6．医歯薬出版，2014
3) 澤村誠志（監修）：これからのリハビリテーションのあり方．青海社，pp2-6，2004
4) 大田仁史：実践・終末期リハビリテーション．荘道社，2000
5) 大田仁史：介護予防と介護期・終末期リハビリテーション．荘道社，2015
6) 浜村明徳：地域リハビリテーションの定義改定について．地域リハ 12（4）：286-295，2017

第3章
地域リハビリテーションの諸サービス

　地域リハビリテーションの定義・推進課題・活動指針2016年改訂版によると，**表3-1**に示すように，当面の推進課題は，①リハビリテーションサービスの整備と充実，②連携活動の強化とネットワークの構築，③リハビリテーションの啓発と地域づくりの支援[1])となっている。
　第3章では，この中で示す①のリハビリテーションサービスを中心に紹介する。なお，②の連携活動の強化とネットワークの構築，③のリハビリテーションの啓発と地域づくりの支援に関しては，第5章で述べる。

I．地域リハビリテーションとリハビリテーション医療

1．地域リハビリテーションと在宅リハビリテーション

　地域リハビリテーションはきわめて幅広い概念である。その中のリハビリテーションサービスとは，障害のある人々への具体的なサービスであり，医療保険・介護保険・障害者総合支援法などの中で制度化されている。
　図3-1に，地域医療と在宅医療・地域福祉と在宅福祉の関係と同じく，地域リハビリテーショ

表 3-1　地域リハビリテーションの推進課題

(2016年版)

1．リハビリテーションサービスの整備と充実
①介護予防，障害の発生・進行予防の推進
②急性期・回復期・生活期リハビリテーションの質の向上と切れ目のない体制整備
③ライフステージにそった適切な総合的リハビリテーションサービスの提供
2．連携活動の強化とネットワークの構築
①医療介護・施設間連携の強化
②多職種協働体制の強化
③発症からの時期やライフステージにそった多領域を含むネットワークの構築
3．リハビリテーションの啓発と地域づくりの支援
①市民や関係者へのリハビリテーションに関する啓発活動の推進
②介護予防にかかわる諸活動を通した支えあいづくりの強化
③地域住民も含めた地域ぐるみの支援体制づくりの推進

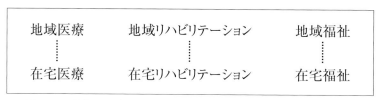

図 3-1 地域リハビリテーションと在宅リハビリテーションの関係

ンと在宅リハビリテーションの関係を示した。

　地域リハビリテーションの考え方などは第1, 2章で紹介したとおりであるが, 在宅リハビリテーションとは,「地域リハビリテーションにおける活動の一つで, 在宅でくらす人々へのリハビリテーションの立場から行われる直接的な援助活動であり, 通所リハビリテーションや訪問リハビリテーションなどのサービス」を言う[2]。

　在宅リハビリテーションが地域リハビリテーションの根幹となる活動であることから, 同様の意味合いで使われることが多いが, 厳密には同一の内容を示すものではない。

　具体的な在宅リハビリテーションサービスやその課題については後述する。

2. 地域リハビリテーションとリハビリテーション医療

　急性期から始まるリハビリテーション医療を, 一定の地域でどのように構築するかが地域リハビリテーションの重要課題の一つとなっている。

　例えば, 東京都などの大都市部ではリハビリテーション治療ができる医療機関が少なく, 同様のことが過疎地でもみられる。また, 急性期・回復期・生活期（維持期）のリハビリテーションの継続性, 連携等にも課題がある。加えて, 提供されるリハビリテーションの質にも格差があるとされる。

　これらのリハビリテーション医療の実態は, 生活期（維持期）の在宅リハビリテーションつまり地域リハビリテーションに大きく影響を与えている。

　ここでは, リハビリテーション医療の現状や課題等について紹介する。

1) 全体的なリハビリテーション医療の流れ

　脳血管障害, 骨折等発症が明らかな疾患におけるリハビリテーションは, 発症からの時期によって急性期, 回復期, 生活期（維持期）のリハビリテーションとして大きく3つのステージに分けて対処される。しかし, 小児疾患, 進行性神経疾患, 認知症等上記のようなステージに分けることにそぐわない疾患もある。また, 合併症やリハビリテーション医療の取り組み方等によって治療期間が左右されることもあり, 絶対的な時期や期間を規定することは困難である。

　そこで, 脳血管障害等発症の時期が明確な疾患を例に, リハビリテーション医療の流れに沿ってリハビリテーションの概要を紹介する。

　図3-2に急性発症した場合（脳血管障害, 頭部外傷, 脊髄損傷, 大腿骨頚部骨折等）における

第3章 地域リハビリテーションの諸サービス　21

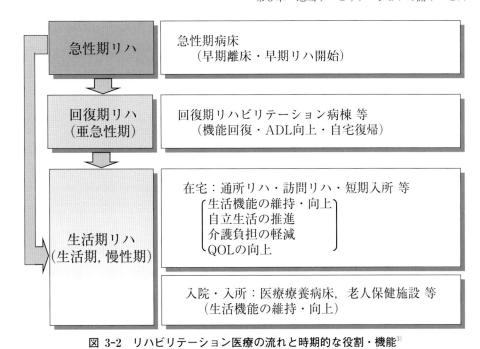

図 3-2　リハビリテーション医療の流れと時期的な役割・機能[3]

表 3-2　急性期，回復期，生活期（維持期）におけるリハビリテーション医療の要点[3]

	急性期 （医学モデル）	亜急性期 （回復期モデル）	慢性期 （生活モデル）
時期	急性疾患の急性期および慢性疾患の急性転化時	急性期から生活期(維持期)への移行期	慢性疾患の生活期(維持期)
内容	疾病の診断・治療（病因の除去・急性転化の安定化）を実施	急性疾患の安定化，慢性疾患を制御しつつ，機能障害の改善，ADL向上，家庭復帰等を目的に集中的リハビリを実施	慢性疾患の制御，合併症を予防しつつ，寝たきり予防，QOLの高い自立生活の支援を実施
スタッフ	診断・治療技術を有する臓器別専門医を中心とする急性期治療チーム	医師，看護師，介護職，PT・OT・ST・MSW 等の多職種によるリハ医療チーム	在宅主治医および保健，医療，福祉等の多領域多職種による生活支援チーム

リハビリテーション医療の流れ[3]を示し，各時期におけるリハビリテーション医療の要点を整理した（表3-2）。

表に示したように，傷病や発症からの時期または障害の程度等によってリハビリテーションの実施内容が異なってくる。

急性期・回復期（亜急性期）では，「疾患・リスク管理に重点を置きつつ，発症後可能な限り早期から二次的合併症を防止し，円滑な自宅復帰が可能となるように，能動的な生活機能向上を目的とした各種のリハビリテーション医療サービス」[3]が実施される。また，生活期（維持期）では，

「急性期および回復期のリハビリテーションに引き続いて，高齢者の体力や機能の維持もしくは改善，生活環境の整備，社会参加の促進，介護負担の軽減などに努め，高齢者の自立生活を支援することを目的としたリハビリテーション医療サービス」[3]が実施される。

わが国の現状は，これらのリハビリテーションサービスが，必要な人に適切に提供できる体制，とくに二次医療圏ごとに提供できるシステムをつくることが課題となっている。

2）急性期リハビリテーション

急性期リハビリテーションは，発症直後から行われるリハビリテーションである。したがって，急性期リハビリテーションは，救急病院，大学病院，総合病院など急性期医療に対応できる医療機関が役割を担う。

発症後のリハビリテーション開始時期や内容が，患者のゴールだけでなく回復期，生活期（維持期）のリハビリテーションの内容や期間等にも影響を及ぼすため，急性期リハビリテーションが適切に行われることがきわめて重要な意味をもつ。

この時期は全身状態が不安定な場合も多く，リスク管理を徹底しながらリハビリテーションを進めなければ，生命に影響を及ぼしたり，障害の重度化につながることもある。また，リスク管理と並行して廃用症候群の予防，基本動作や日常生活活動（activity of daily living：ADL）の自立に向けた訓練が主体となる。

障害が軽度であれば，急性期のリハビリテーションを実施することで家庭復帰が可能となる。しかし，なんらかの障害を抱えて家庭生活を過ごすこともあり，また，退院時には予測しえない生活上の出来事が生じることもある。場合によっては，通院（外来）リハビリテーションや介護保険の諸サービスと連携することが重要となる。

また，中等度以上の障害があり，全身状態がほぼ安定すれば，生活機能向上のため，速やかに回復期リハビリテーションへ移行することが大切である。

わが国のリハビリテーションでは，急性期のリハビリテーション体制が不十分であるとされ，体制整備が課題となっている。

3）回復期リハビリテーション

この時期は生命の危機から脱し，より集中的なリハビリテーションを行うことによって，生活機能の回復・改善が期待できる時期である。

回復期リハビリテーションでは，廃用症候群などの二次的合併症を引き続き予防しながら，障害の内容や程度に即した多岐にわたる集中的なリハビリテーションが求められる。これらの目的を達成できるリハビリテーションスタッフや設備が整備された医療機関が回復期リハビリテーションの役割を担う。

2000年から，診療報酬制度の中で，回復期のリハビリテーションを担う専門の病棟が新設された。この病棟は，制度に定められた一定の基準を満たさなければ指定を得ることはできない。**表3-3**に定義の概要，**表3-4**に対象疾患の概要を紹介した。

表 3-3　回復期リハビリテーション病棟とは

- 脳血管疾患または大腿骨頸部骨折等の患者に対して，ADL の向上による寝たきりの防止と家庭復帰を目的としたリハビリテーションを集中的に行うための病棟
- 構造設備，医師及びリハビリテーション専門職の配置，リハビリテーションの実績等による施設基準をみたす病棟

表 3-4　回復期リハビリテーション病棟における対象疾患の概要

1. 脳血管疾患等
2. 骨折
3. 廃用症候群
4. 神経，筋または靱帯損傷
5. 股関節または膝関節の置換術後　　　　　　　　　　　　　　　　　　　　　　　　　など

- 1～5 のそれぞれの状態により回復期リハビリテーション病棟入院料の算定日数上限が規定されている。

表 3-5　回復期リハビリテーション病棟の特徴

1. 目的は「寝たきりの予防と家庭復帰」
2. そのため，「医師・看護師・リハビリテーション専門職等によるチームアプローチ」を実施
3. 医師，理学療法士・作業療法士・言語聴覚士，社会福祉士，看護・介護等も人員基準あり
4. 訓練室のリハビリテーションに限らず病棟や屋外でのリハビリテーションも実施
    ①一元化された病棟の診療録（カルテ）への記載
    ②病棟でミーティングやカンファレンスの実施
    ③総合的なリハビリテーション実施計画の策定と実践等
5. 「機能訓練だけではなく ADL 訓練」も積極的に実施
    ①病棟を「ADL の改善を図る場」としての位置づけ
6. 退院後のフォローアップも実施

この基準等をもとに，回復期リハビリテーション病棟の特徴を**表 3-5** に整理した。

この時期のリハビリテーションでも，急性期リハビリテーションと同様に，患者の疾患や合併症などの医学的情報をもとに必要なリスク管理を行うことは欠かせない。

まず，得られた情報などを活用し，急性期リハビリテーションにおける経過，例えば，いつからどのようなリハビリテーションが開始されたか，いつからどのような動作ができるようになったかなどについて把握することがリハビリテーションプログラムを計画するうえで大切である。

そして，医学的情報や前述の経過等を参考に，心身機能の回復可能性，基本動作能力・歩行能力・日常生活活動能力・在宅生活能力等について目標を設定し，いつ頃どのような活動や生活が可能になるのか，できるだけ具体的なリハビリテーション計画を立てることが欠かせない。

回復期リハビリテーション病棟では，総合的なリハビリテーション実施計画の策定と実践が義務づけられている。さらに，チーム全体でのミーティングやカンファレンスを通して目標は共有され，患者や家族にも説明して，リハビリテーションが進められる。

実際のリハビリテーションでは，病棟でのADL自立へのアプローチ（場所，頻度，方法，協業等）が課題となる。また，発症から約1～3カ月というこの時期は，障害を受け入れられず苦悩する時期でもある。約3カ月の入院期間に，心の立て直しも図らねばならない。生活への自信を確実に取り戻せるよう精神的な支援をどのように行っていくかも重要な課題となる。

　加えて，ケースの状態で入院期間は異なるが限られた期間で，円滑な家庭復帰が図れるよう支援していくことが原則である。生活機能が向上し家庭復帰が可能な場合は，適切な時期に外泊訓練を行い，在宅生活の環境整備をすることも重要な役割となる。環境整備は，生活の自立性や動作の安全性を高めることを目的に行われるが，同時に介護者の介護負担の軽減も考慮しながら行うことが大切である。介助量を減らすための福祉機器の導入，基本動作や日常生活活動の介助の仕方等について，入院中や外泊時に助言・指導することは回復期リハビリテーションプログラムとして欠かせない。

　回復期におけるリハビリテーション専門の病棟として，課題の先送りはせず，在宅生活支援サービスと連携し，可能な限り家庭復帰できるよう努めるべきである。

　回復期リハビリテーション病棟協会の調査によると，2024年の調査資料[4]では，当該病棟の退院患者が入院していた平均在院日数は65.7日，自宅復帰率は64.4％となっている。回復期リハビリテーション病棟は，早期に回復期リハビリテーションを実施するための急性期医療機関や部門との連携，リハビリテーションの質，生活期（維持期）在宅・施設サービスとの連携など取り組むべき課題も少なくない。

　回復期リハビリテーション病棟の全国的な整備状況（2024年3月1現在）は，全国で9万床を超え，人口10万人比約75床である。依然として西高東低の傾向にあることに加え，人口10万人比100床を超える地域も出現してきた[5]。

4）生活期（維持期）リハビリテーション

　生活期（維持期）とは，発症から一定の期間（約3～6カ月）が過ぎ，病状も比較的安定しているいわゆる慢性期である。

　生活期（維持期）リハビリテーションは「回復期までのリハビリテーションが終了し，獲得された家庭生活や社会生活を維持・継続していくことを保証するためのリハビリテーションである。健康管理や自立生活の支援，介護負担の軽減などを図るため，各種の在宅および施設でのリハビリテーションサービスを総合的かつ継続的に提供し，障害のあるものや家族の安定した日常生活が維持・継続されることを目的とする」[6]とされる。

　しかし，生活期（維持期）リハビリテーションと地域リハビリテーションが混同されやすいこともあり，厚生省の維持期におけるリハビリテーションのあり方検討委員会において，**表3-6**のように整理された（1998年）。

　特徴的なことは，急性期・回復期リハビリテーションが医療として実施されていることを受けて，生活期（維持期）リハビリテーションも医学的リハビリテーションサービス（リハビリテー

表 3-6　維持期リハビリテーションの概念[6]

　維持期リハビリテーションとは，障害のある高齢者等に対する医学的リハビリテーションサービス（リハビリテーション医療サービス）の一部を構成し，急性発症する傷病においては急性期・回復期（亜急性期）のリハビリテーションに引き続き実施されるリハビリテーション医療サービスであり，慢性進行性疾患においては発症当初から必要に応じて実施されるリハビリテーション医療サービスである。
　また，維持期リハビリテーションは，在宅・施設を問わず，機能や能力の低下を防ぎ，身体的，精神的かつ社会的に最も適した生活を獲得するために行われるリハビリテーション医療サービスであり，高齢者等の体力や機能の維持向上を図るだけでなく，生活環境の整備，社会参加の促進，介護負担の軽減などに努め，その自立生活を支援することを目的としている。

表 3-7　介護予防の定義[3]

　介護予防とは，高齢者や障害のある人々が介護状態へ陥ることがないように，あるいは介護状態が悪化することがないように，生活機能を維持・改善させることである。
　その目的は生き生きとした尊厳ある生活の構築であり，自助努力を基軸としつつも，保健医療福祉の機関・組織や地域住民が協力して行う包括的な取り組みである。（2006年）

ション医療サービス）であるという約束事をしたことである。

　生活期（維持期）リハビリテーションは入院・入所によるサービスと在宅サービスに分けられる。各種のサービスについては，以下に紹介する。

　したがって，地域リハビリテーションは生活期（維持期）リハビリテーションを包含する概念ということになる。地域リハビリテーションは，医学的リハビリテーションとしての生活期（維持期）リハビリテーションを含めて，介護・福祉におけるさまざまなサービスを含む。

II. 在宅リハビリテーション諸サービス

1. 介護予防事業等

　介護予防にかかわる諸活動は，地域リハビリテーションの推進課題における地域づくり支援活動の一つで，リハビリテーション専門職が関与する場合が多い活動である。
　詳細は第4章に紹介されているので，ここでは簡単に述べる。
　日本リハビリテーション病院・施設協会では，介護予防を**表3-7**のように定義している。
　介護予防のサービスは，要介護状態になることを可能な限り防ぐ「発生の予防」，要介護状態であっても状態が今以上悪化しないようにする「状態の維持・改善」が中心となっている。どのような状態にある者であっても，生活機能の維持・向上を図り，その人の生活や人生を尊重し，できる限り自立した生活を送れるようにするという「自立支援」につなげる視点が重要となる。
　また，第5章に紹介するように，2015年度より新しい「地域リハビリテーション活動支援事業」が開始されている。

2．通院・通所によるサービス

1）通院（外来）リハビリテーション

通院（外来）リハビリテーションは，医療保険によるサービスであり，診療所や病院の外来に通ってきて診療やリハビリテーションを行うもので，障害や疼痛等の症状を軽減したり，生活機能を維持・向上することを目的とする。

日常の健康管理（医学的管理）と心身機能の維持・改善（リハビリテーション）が援助の中心となる。理学療法，作業療法，言語聴覚療法のいずれも可能で，それらが必要に応じて単独または併用して実施される。また，年齢や疾患等を問わず利用可能であるため，介護保険のサービスが適応しない年齢や疾患等のケースにも対応できる利点をもつ。

しかし，漫然と継続されることがないよう，再評価しながら効果判定を繰り返し主治医などと通院リハビリテーションを継続する必要性や頻度の変更等について検討することが欠かせない。

通院リハビリテーションが終了できる状態（目標としたレベルに達したり，あるいは症状の軽減や生活機能の向上が認められないような状態）にある場合は，必要に応じて適切な他のサービスに移行することが必要であり，通院リハビリテーションも期間限定で行われることが原則である。

提供の期間は，診療報酬の規定により疾病等によっては制限されている。

2）通所リハビリテーション

a．概　要

屋外での活動が可能なケースでも，生活の目標や家庭での役割がもてず活動性のない生活に陥ることもある。不活発な生活が続けば，生活機能は低下しやすい。障害が重くなると家庭での活動も制限されやすく，家族の介護負担も大きくなる。

このように，家庭での活動が難しく社会から孤立しがちな人々に，活動の場を提供し，生活機能の維持・向上を図り，意義ある社会生活が過ごせるよう支援するのが通所ケアの目的である。健康や疾病，障害への援助，自立生活の獲得・維持への支援，社会活動への導入，介護負担の軽減など利用者の抱える問題が複雑なだけに，援助の内容も多岐に及ぶ。

介護保険法では，通所リハビリテーションの目的を**表3-8**のように定めている。自立生活への支援が目的であり，そのためにリハビリテーションが提供される通所施設ということになる。実際は，健康管理，リハビリテーション，介護，入浴，給食，送迎等のサービスが行われている。現在，病院，診療所，介護老人保健施設，介護医療院から提供されている。

わが国の通所ケアには，「デイケア」「デイサービス」があったが，介護保険制度の開始に伴い，それぞれの名称が「通所リハビリテーション」「通所介護」に変更された。各々の施設基準・スタッフなどは異なるが，それぞれの役割や機能が明確にされなかった経過もある。

図3-3に，通院リハビリテーション・通所リハビリテーション・通所介護の機能について示した。対象者や援助内容に大きな差異がないのではとの意見もあり，介護報酬の改定のたびに3

表 3-8　介護保険法における通所リハビリテーション

指定居宅サービスに該当する通所リハビリテーションの事業は，要介護状況等となった場合においても，その利用者が可能な限りその居宅において，その有する能力に応じ自立した日常生活ができるよう，理学療法，作業療法，その他必要なリハビリテーションを行うことにより，利用者の心身機能の維持回復を図るものでなければならない。

通所リハビリテーション　基本方針（介護保険法第136条）

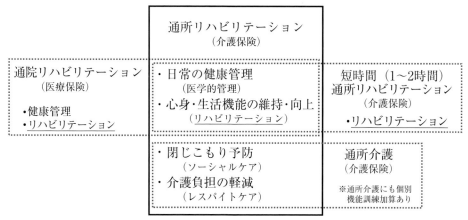

図 3-3　通院リハビリテーション・通所リハビリテーション・通所介護の機能

サービスの機能分担が話題にあがっている。

また，通所リハビリテーションは，利用時間によりその区分（1時間以上2時間未満，2時間以上3時間未満，3時間以上4時間未満，4時間以上5時間未満，5時間以上6時間未満，6時間以上7時間未満，7時間以上8時間未満）が設定されており，その報酬が決められている。2015年度改定で，介護者の負担軽減や仕事と介護の両立の観点から，8時間以上の利用も認められるようになり，最長14時間までの利用が可能となった。

1時間以上2時間未満の短時間通所リハビリテーションには，病院や診療所等で通院リハビリテーション終了後の継続したサービスとして提供されることが期待されている。

b．対象等

対象者は，予防給付における要支援者（要支援1および2），さらに介護給付における要介護1～5の者となる。

退院・退所直後でリハビリテーションが必要な場合，生活機能が低下した場合など，リハビリテーションを必要とする対象者の利用が基本となる。しかし，現実は抱える問題が多岐に及ぶため長期に利用するものが多い。

近年は，リハビリテーション会議（医師参加）を開催し，定期的に生活目標を見直す場を設けるようになり，2018年改定では，3カ月以上継続的にサービスを利用する場合は，通所リハビリ

テーション担当医がその必要性を記載するなど，より目的を明確化したサービス提供が求められている。

また，認知症の利用者も多く，壮年者の利用もある。したがって，年齢や疾病，症状等で援助の目標も異なるため，通所介護など他サービスにつなげていく支援や認知症中重度者（要介護3～5）のケア等，運営に工夫が求められる状況となっている。

利用頻度は，介護度に従った支給限度額内で自己決定できるが，通常2～3回/週が最も多い。

c．援助内容

図3-3に示したように，主要な援助内容は，①日常の健康管理，②心身・生活機能の維持・向上（リハビリテーション），③閉じこもりの予防，④介護負担の軽減（レスパイトケア）等となる。医学的管理に基づいたサービスが提供できる特性に加え，所属する理学療法士や作業療法士等の専門性を活かしたリハビリテーションの個別評価や訓練等に特徴がある。加えて，健康を維持するために，口腔機能や栄養に対する取り組みも行われるようになってきた。

また，表3-9に，通所リハビリテーションにおけるリハビリテーションの要点を示した。生活機能の維持と向上に目的があり，そのため，必要な健康と体力の維持・増進に加え，基本動作や食事・排泄・入浴・更衣・整容とした日常生活活動の自立が図られる。さらに，より活動的な生活につなげるため手段的日常生活活動（instrumental activities of daily living：IADL）への取り組みが行われる。具体的には，買い物・調理・園芸・地域への外出等日ごろ行っていた活動を体験することで意欲や自信を取り戻し，活動的な生活が過ごせるよう支援される。

援助においては，個人の生活障害の状況（疾病，心身機能，生活環境やスタイル，介護力，価値観，障害の認識等）を把握しながら評価し，目標とプログラムを設定しチームでかかわることが重要である。

また，通所施設内での活動にとどまらず，家庭やその周辺等，利用者の生活の場へも訪問し，日常の生活状況を把握しながら，個人の自立生活に向けた援助を行っていくことも大切である。

加えて，漫然と援助するのではなく，通所リハビリテーションの利用により，どのように生活が変化したか，客観的かつ専門的に効果判定し，目標やプログラムの修正を加える等，リハビリテーションマネジメントを行っていかねばならない。

3．訪問サービス

1）訪問リハビリテーション

a．概　要

訪問リハビリテーションとは，居宅において療養を行っている寝たきりの高齢者等に対し，診療に基づく計画的な医学管理を継続して行いつつ，理学療法士または作業療法士，言語聴覚士が訪問し，基本的動作能力・応用的動作能力・社会適応能力の回復を図るための訓練等を行うことをいう。

表 3-9　通所リハビリテーションの要点

1．体力の維持・増進
　　日常生活を送るうえで必要な体力の獲得と維持
2．基本動作能力の獲得と維持
3．ADL（日常生活活動）の維持・向上
4．IADL（手段的日常生活活動）の維持

表 3-10　PT・OT・ST による訪問リハビリテーションの種類

	病院・診療所・介護老人保健施設・介護医療院	訪問看護ステーション
診療報酬	●在宅患者訪問リハビリテーション指導管理料	●PT・OT・STによる訪問看護基本療養費（Ⅰ）
介護報酬	●訪問リハビリテーション	●訪問看護Ⅰ5

　現在，いわゆる訪問によるリハビリテーションサービスは，病院・診療所・介護老人保健施設・介護医療院または訪問看護ステーションから実施され，医療保険と介護保険の2種類のサービスがある。制度上は**表 3-10** のように区分されるが，各々の報酬が異なる。

　訪問看護ステーションから理学療法士，作業療法士などが訪問するサービスは報酬上訪問看護に分類されるが，サービスの内容は，訪問リハビリテーションである。いずれも医師の指示が必要であり，各々のサービス間で援助内容に差異はない。

　「高齢者リハビリテーションのあるべき方向」[7]で，生活期（維持期）のリハビリテーションについては，①退院（所）直後，生活機能が低下した時，②間欠的に集中して実施し，③日常生活活動と社会参加の向上に努めるべきであるとされた。

　その中で，訪問リハビリテーションの目的は在宅という実際の生活の場で日常生活活動の自立と社会参加の向上を図ることであり，高齢者本人と自宅環境との適合を調整する役割をもち，自宅での自立支援に効果的なサービスであるとされている[8]。

　また，訪問リハビリテーションは，在宅復帰と自立支援を理念とする高齢者介護において有効なサービスであり，近年，格段に利用が進んだサービスとなっている。

b．対象等

　具体的な利用者としては，①障害があり，通院や通所リハビリテーションが困難な者，②実際の生活場面での指導やかかわりが効果的な者，③障害が重度な者，④環境調整や整備が必要な者等が対象となる。

　実際には，障害を抱え慢性期にある者，臥床により廃用症候をきたしている者等の利用が多く，主な疾患では，脳血管疾患，難病，筋骨格系疾患等が多い。最近では，認知症高齢者の割合も増加しており，BPSD（行動・心理症状；behavioral and psychological symptoms of dementia）等も含めた幅広い支援が求められるようになってきている。

c．援助内容

訪問リハビリテーションは，個別対応ができることや在宅生活に適した援助が取りやすい利点をもつ．

制度的には，患者の病状，住環境，介護力などを考慮し，運動機能および日常生活活動能力の維持および向上を目的として行う体位変換，起座または離床訓練，起立訓練，食事訓練，排泄訓練，生活適応訓練，基本的対人関係訓練等に関する指導を行うこととなっている．

援助内容を**表3-11**に示したが，実際の活動では，急性期・回復期のリハビリテーションのように麻痺等の機能障害に対する治療が中心になることは少なく，基本動作訓練や日常生活活動訓練等の活動面の障害に対する訓練・指導が主体となる．また，生活空間の拡大を目的とした公共交通機関等の練習も行われている．加えて，家屋や屋外の環境，家族の介護力等を評価し，必要に応じて住宅改修等の環境整備，福祉用具の導入，介助の仕方の指導も重要な役割となる．

4．入所・入院サービス

在宅での生活が困難な場合は，施設でのリハビリテーションやケアを活用することとなる．介護保険による施設のサービス概要は**図4-7**を参照されたい．

その中で，リハビリテーションを提供し，在宅復帰を目指す介護老人保健施設について，その概要を紹介する．

1）介護老人保健施設におけるリハビリテーション

a．概　要

介護老人保健施設は，介護保険による施設サービスを提供する施設の一つで，省令によると「施設サービス計画に基づいて，看護，医学的管理の下における介護及び機能訓練その他必要な医療並びに日常生活上の世話を行うことにより，入所者がその有する能力に応じ自立した日常生活を営むことができるようにするとともに，その者の居宅における生活への復帰を目指すものでなければならない」とされている．

このことから，単に入所機能だけでなく，通所リハビリテーションや短期入所療養介護（ショートステイ）等の機能ももっている．

全国老人保健施設協会では，介護老人保健施設の機能を「生活機能の維持・向上をめざし総合

表 3-11 訪問リハビリテーションの内容

1．障害の評価と機能訓練，自主訓練の助言と指導
2．介護者への介助方法の指導
3．生活環境整備（住宅改修や日常生活用具・福祉用具活用等）の助言と指導
4．日常生活全般に関する相談と指導
5．利用者・家族への精神的支援
6．ケアマネジャー，他サービス事業者へのリハ的観点からの助言

的に援助します。また，家族や地域の人々・機関と協力し，安心して在宅生活が続けられるよう支援します」[9]とし，①包括的ケアサービス施設，②リハビリテーション施設，③在宅復帰施設，④在宅生活支援施設，⑤地域に根ざした施設であると定義している（**表3-12**）。

　介護老人保健施設の役割・機能を全体的にみると，①医療施設から直接家庭復帰が困難なケースに，総合的なケアやリハビリテーションを提供し，生活機能を向上させ円滑な家庭復帰に結びつける「通過型」の機能と，②在宅の高齢者でなんらかの理由で生活機能が低下した際に介護老人保健施設のリハビリテーションを利用し，生活機能を向上させて再び在宅へ復帰することを支援するような「往復型」の機能がある。

　介護報酬上，自宅等復帰者の割合が50％以上（その他に条件あり）の施設，同じく30％以上（その他に条件あり）の施設など，在宅復帰の割合やその他の要件によって報酬が段階的に分かれており，在宅復帰の推進が図られている。

　表3-13に，介護老人保健施設入所におけるリハビリテーションの目的と要点を示した。

b．対象等

要介護認定により要介護状態と認定された場合にのみ入所できる。利用者の大半は発症からある程度経過した生活期（維持期）にある。生活自立度が低く，要介護度も高い利用者や認知症のケースも多くなっており，在宅復帰が困難な利用者も少なくない。

c．援助内容

上記の役割を達成するための主要な機能の一つにリハビリテーションが位置づけられている。

　介護老人保健施設における実際のリハビリテーションでは，①日常生活における活動性そのものを高める支援を積極的に行うこと，②基本動作，起立・移乗動作等を可能な限り獲得すること，

表 3-12　介護老人保健施設の役割と機能（全国老人保健施設協会）[9]

1．包括的ケアサービス施設
2．リハビリテーション施設
3．在宅復帰施設
4．在宅生活支援施設
5．地域に根ざした施設

表 3-13　介護老人保健施設におけるリハビリテーションの目的と要点

1．在宅療養中の生活機能低下を改善する目的 　　要点：入所や短期入所で集中的に実施
2．急性期病院・回復期リハビリテーション病棟等から転入した利用者に対し，引き続き在宅復帰を目的 　　要点：期間を限定し集中的に実施
3．生活機能の維持を目的 　　要点：維持的リハビリテーションとして定期的な評価のうえで適切に実施

③排泄・入浴・更衣動作等の ADL の自立を目指すこと，④認知症の改善等が主要な課題となる。とくに，ケアスタッフ等とともに，療養棟つまり食堂・デイルーム・浴室等で，実際の生活を通して支援していくことも重要である。

　介護報酬では，それらの課題を多職種のチームにより，3 カ月の短期間に集中的に支援するリハビリテーションが推進されている。また，認知症に対するリハビリテーションも同様である。

※介護老人保健施設における短期入所療養介護（ショートステイ）とリハビリテーション

　ショートステイは，介護者が病気や冠婚葬祭，介護疲れ，旅行等のため一時的に介護ができない場合，特別養護老人ホーム等で寝たきり老人等に対し，介護サービスを提供することにより，高齢者の心身機能の維持・向上とともに介護者の負担の軽減を図るサービスであり，1978 年から事業が開始された。

　短期入所生活介護は特別養護老人ホーム等で，短期入所療養介護は介護老人保健施設等で行われるショートステイの名称であり，いずれも 2000 年 4 月より介護保険サービスとなり利用制限等が統一された。従来のショートステイ機能であった介護負担の軽減に加えて，入所中のリハビリテーションが重要であるとされる。

　介護保険の要介護認定区分で要支援・要介護状態と認められた人が対象となる。利用期間は，通常，一回の利用日数が 30 日以内と定められている。また，介護保険サービスには要介護度ごとに定められたサービス利用限度額があり，短期入所療養介護もその枠内で利用する制度となっている。

Ⅲ．地域リハビリテーション関連サービス

1．居宅介護支援事業（ケアマネジメントサービス）

a．概　要

　介護支援サービス（ケアマネジメント）とは，居宅の要介護者等が自立した生活を営み，生活の質を高められるよう支援することである。介護保険制度が始まり，サービスの調整，コーディネート等のケアマネジメントを行う介護支援専門員（ケアマネジャー）が登場した。

　ケアマネジャーは，介護保険サービスを統括する役割を担う中心的存在となっている。地域で利用できるさまざまな介護保険サービス等を最大限に活用して組み合わせ，要介護者等のニーズに沿った最適なサービスが提供されるよう調整する。したがって，在宅の自立生活の獲得や維持にリハビリテーションをどのように活用するかは，当事者と家族のみならず介護支援専門員がいかにリハビリテーションを理解しているかによるところが大きい。

　このような視点から居宅介護支援事業は，地域リハビリテーションとかかわりの深い活動であり，介護支援専門員は地域リハビリテーション推進に大きな役割をもつ職種でもある。

b．対象等

　介護支援専門員は，介護保険受給者または介護の担い手である家族等，在宅生活を送るうえで

介護支援サービスを必要とする者を対象として，サービスを調整する．

c．援助内容

居宅介護支援の具体的な業務内容は，①居宅サービス計画（ケアプラン）の作成，②介護保険サービス等への紹介，③介護保険の給付管理，④介護保険申請の代行等である．

介護支援専門員は，利用者の状態像に基づきながら，利用者やその家族等と共同して，自立生活支援のためのプランを作成し，生活機能の維持・向上を図っていく立場にある．しかし，現実にはリハビリテーション関係の経験に乏しい介護支援専門員が多く，介護支援専門員のリハビリテーションに関する理解の向上が課題となっている．

とくに，退院・退所後のケアプラン作成には，入院・入所時の支援にかかわった関係者との連携が欠かせない．介護保険制度上は，病院等と利用者に関する情報共有等を利用者が入院中からできるような仕組みとなった．これにより，入院・入所チームと「サービス担当者会議」等の情報交換が実施しやすい環境となっている．

また，2006年度介護報酬改定に伴い，介護予防給付（要支援1・2対象者）における介護予防プラン作成は地域包括支援センターにて実施されるが，その一部は居宅介護支援事業所に業務委託されている．このため，介護支援専門員は介護予防の観点から介護予防プラン作成にも従事しなければならない．

2．テクニカルエイドサービス（福祉用具貸与・購入費支給，住宅改修費支給等）

a．概　要

テクニカルエイドサービスとは，さまざまな障害に対して工学技術の面から補助することの総称であり，福祉用具（介護福祉機器や補装具・自助具）サービスから住宅改修サービスまでも含む．

わが国のテクニカルエイドサービスは，身体障害者福祉法に基づく補装具交付・日常生活用具貸与・住宅整備資金貸付事業，介護保険法に基づく福祉用具貸与および購入費支給・住宅改修費支給事業等がある．

自立生活の獲得や介護負担の軽減のためには，福祉用具の活用，住宅改修等の環境の整備が欠かせない．

b．対象等

身体障害者福祉法または介護保険法対象者であり，対象となる福祉用具も制度間での違いがみられる．

両制度では基本的に介護保険法が優先されるため，双方を利用できる者が，貸与品目に当てはまる福祉用具に関して，身体障害者福祉法での交付を受けることはできない．しかし，貸与品目外である福祉用具，または標準的な既製品が主体となる貸与品では対応できない車いす等に関しては，身体障害者福祉法の補装具給付制度を利用することも可能である．

c．援助内容

わが国の障害者等のリハビリテーションにかかわる基本法は身体障害者福祉法であり，最も整備された福祉用具の給付制度である補装具交付判定システムを備えているものも身体障害者福祉法である。法制度が保障する福祉用具は補装具の種目，日常生活用具給付事業による給付対象品目に大別される。

2000年から介護保険法が施行され，これまでの福祉用具供給システムに介護保険法が提供する「高齢障害者への福祉用具貸与（レンタル）ならびに購入費支給サービス」という新たなシステムが加わった。

現在の貸与・購入・住宅改修等の種目や種類は，**表4-3**，**表4-4** を参照されたい。

たとえ本人の心身の状態に適した機器であっても，実際には，介護者が高齢であったり，機器の操作能力が不十分な場合には活用されない。機器の選定にあたっては，①本人の自立性を高めるものであるか，②介護者の介護量を軽減するか，③生活環境と適合し無理がないか等総合的な評価が欠かせない。

住宅の改修も専門職（作業療法士・理学療法士等）の助言に基づき，適切に実施されることが望ましい。

3．その他のサービス

1）通所介護（デイサービス）

a．概　要

1979年に事業が始まり，利用者の状態によりA～E型の5種類に分かれていたが，2000年より介護保険サービスとして統一された「通所介護」となった。通所系サービスでは利用者が最も多い。

同様の通所サービスである通所リハビリテーション（デイケア）との基本機能の違いは，**図3-3** に示すとおりである。利用者の医学的管理・健康管理は通所リハビリテーションに及ばないが，介護報酬では個別機能訓練加算というリハビリテーション的活動も認められており，リハビリテーション専門職を配置する施設もあり，通所リハビリテーションとの機能の差異が不明確となる要因となっている。

また，2015年より，要支援者に対する通所介護サービスは，全国一律の保険給付サービスから市町村の総合事業へ移行され，市町村が保険者としてサービスを提供することになった。

さらに，2018年より，通所介護利用者のリハビリテーションに関わる評価や支援を強化する仕組みも始まった。

b．対象等

加齢による病気等で介護や日常生活の支援が必要となった人であり，要介護認定により予防給付における「介護予防通所介護」では要支援者（要支援1および2），介護給付における「通所介

護」は要介護状態と認定された場合に利用できる。

　　c．援助内容

　昼間の数時間，生活指導や日常生活の練習から入浴および食事等を提供することで，利用者の心身機能の維持，生活支援，閉じこもり生活の解消等を図るとともに家族の介護負担の軽減を図ることを目的としている。

　通所介護は生活支援や介護負担軽減に大きな成果をあげており，リハビリテーションそのものの提供は少ないが，在宅リハビリテーションに関係の深いサービスの一つである。しかし，医療系専門職種が少ないこともあり，利用者の健康管理の問題や専門的ケアのあり方等に課題を抱えている。

　2）訪問看護

　　a．概　要

　1983年の老人保健法にて訪問看護指導事業が制定され，1984年から診療報酬の対象となった。1992年より老人訪問看護制度が創設され，訪問看護は在宅療養者の在宅ケアにおける中心的役割を担うようになった。

　訪問看護は，介護が必要な高齢者や療養者に対し，看護師が生活の場に出向いて行う専門的サービスである。生活の質の確保を図ることを重視し，日常生活活動能力の維持・回復を図るとともに，家族や周辺からの支援によって住み慣れた地域社会や家庭で療養ができるよう支援する。

　現在は病院・診療所および訪問看護ステーションからの訪問看護の制度があるが，両者とも医師の指示が必要である。

　訪問看護ステーションにはリハビリテーション専門職が所属している事業所もあり，訪問によるリハビリテーションが行われている。この活動は看護師の実施している訪問対象者に対し，機能の評価や生活機能向上目的のための訓練が必要と認められた場合，リハビリテーション専門職が行うもので訪問看護の一種として取り扱われている。

　　b．対象等

　表3-14に訪問看護の対象者を示した。対象者の年齢や疾病，病状等で介護保険か医療保険かを使い分ける必要がある。

　　c．援助内容

　表3-15に訪問看護の援助内容を示した。

　実際，障害のある利用者が多く，リハビリテーションに関係する援助が少なくない。

　援助に際しては，とくに，①疾病や障害に対して予防的なかかわりをすること，②療養上の世話を基本に必要な医療処置を行うこと，③療養者と共に家族もケアの対象とすること，④対象者の生活スタイルや価値観を尊重したケアを行うこと等が重要だとされる。

表 3-14　訪問看護の対象者

《介護保険の対象者》
　居宅の要介護者または要支援者で主治医が訪問看護の必要を認めたもの
《医療保険の対象者》
　疾病や負傷により継続して療養を受ける状態にあり、家庭において訪問看護（療養上の世話や必要な診療の補助）が必要であると主治医が認めたもの。なお、介護保険の要介護認定で非該当となった者、要介護者等であっても末期の悪性腫瘍等の患者も含まれる。
・40歳未満の者
・40歳以上65歳未満の16特定疾病患者以外の者
・40歳以上の16特定疾病患者または65歳以上の者であって、要介護者・要支援でない者
・末期の悪性腫瘍や難病患者等の場合
・特別訪問看護指示書が交付された場合
・精神障害者

表 3-15　訪問看護の援助内容

①症状の観察
②医師の指示による医療的処置
③在宅医療機器の管理
④褥瘡処置
⑤生活の援助
　（食事の援助・身体の清潔援助・排泄の援助・環境整備・コミュニケーション・精神的援助）
⑥認知症のケア
⑦ターミナルケア
⑧リハビリテーション
⑨介護予防
⑩家族支援
⑪他のサービスとの連携・協業

3）訪問介護（ホームヘルプサービス）

a．概　要

　1963年の老人福祉法の老人家庭奉仕員派遣制度を原点とし、1981年の訪問サービス事業に始まり、1990年の福祉8法の改正でホームヘルプサービス・デイサービス・ショートステイは在宅福祉サービスの三本柱として確立された。

　2000年の介護保険法施行時に、在宅生活を支援する中心的役割として「訪問介護」という名称で新たに制度化された。

　表3-16に、訪問介護事業の基本方針を示した。

　つまり、下記の対象者に対して、その人が持つ心身の能力を生かし自立した日常生活を営めるように、保健医療と福祉の両面から総合的・一体的に提供されるサービスである。

b．対象等

　加齢による病気等で介護や日常生活の支援が必要となった者であり、要介護の認定が必要である。

表 3-16　訪問介護事業の基本方針（介護保険法第四条　訪問介護事業基本方針より）

訪問介護の事業は，要介護状態となった場合においても，その利用者が可能な限りその居宅において，その有する能力に応じ自立した日常生活を営むことができるよう，入浴，排せつ，食事の介護その他の生活全般にわたる援助を行うものでなければならない。

表 3-17　訪問介護の業務内容

《身体介護》	①排泄・食事介助 ②清拭・入浴，身体整容 ③体位変換，移動・移乗介助，外出介助 ④起床及び就寝介助 ⑤服薬介助 ⑥自立生活支援のための見守り的援助（自立支援，ADL向上の観点から安全を確保しつつ常時介助できる状態で行う見守り等）
《生活援助》	①サービス準備等（健康チェック，環境整備等） ②掃除 ③洗濯 ④ベッドメイク ⑤衣類の整理・被服の補修 ⑥一般的な調理，配下膳 ⑦買い物・薬の受け取り

c．援助内容

具体的業務内容として，身体介護サービスと生活援助サービスに区分することができる。業務内容等については表 3-17 に示すとおりであるが，2018 年の介護報酬改定では，身体介護のうち「自立生活支援のための見守り的援助」の内容（例：利用者と一緒に手助けしながら行う掃除）をより明確に示すことで，自立支援に向けた取り組みを促すものとなった。

なんらかの障害のある利用者が多く，自立生活の維持・向上を目指し，リハビリテーションの視点に立って支援することが重要であり，訪問介護に支えられ自立生活が継続できている高齢者も少なくない。

2015 年の介護報酬改定では，訪問リハビリテーションと訪問介護事業所との連携を強化すべく，訪問介護事業所サービス提供責任者とリハビリテーション専門職が利用者宅を訪問し，身体の状況等の評価を共に行い，訪問介護計画を作成するうえで必要な指導および助言を行った場合は報酬上で評価されることとなった。

また，2018 年の介護報酬改定では，利用者の自立支援・重度化防止に資する介護を推進する目的で，上記に加え通所リハビリテーションを提供している事業所やリハビリテーションを実施している医療提供施設（原則として許可病床数 200 床未満）のリハビリテーション専門職や医師が訪問して行う場合も報酬上で評価されることとなった。

Ⅳ．各専門職の果たす役割

　なんらかの疾患によって障害をおうことになった人は，その瞬間から障害者（児）としての過程を歩むことになる。そして，その障害が回復しない限り，生涯つきあって人生を過ごさなければならない。それは，発症し病院から地域社会へ帰っての在宅においても続く。

　障害を生ずる疾患には，脳血管障害，脊髄損傷，切断，呼吸器疾患，関節リウマチ，整形外科疾患等さまざまであり，また年齢層も小児（脳性小児麻痺，分娩麻痺等），成人，高齢者（加齢に伴う関節炎，筋力低下の病気，認知症等）であり，その障害の程度もさまざまである。

　突然障害をおって地域社会に戻る流れの中でのリハビリテーションの根本的な考えは「生活の自立」であり，地域社会に戻って生活するためには各専門職のそれぞれの役割が必要であり，障害者（児），高齢者に対する寄り添ったあたたかい援助が必要である。

　リハビリテーション医学を担う専門職種には，医師をはじめとして，看護師，保健師，理学療法士，作業療法士，言語聴覚士，ソーシャルワーカー，栄養士，薬剤師，臨床心理士，義肢装具士，歯科衛生士，職業カウンセラー，訪問介護員，介護支援専門員（図 3-4）等があるが，それぞれの職種が専門性を活かし，チームとしての協調性を保ちながら，障害者が家庭，地域，社会の中で，障害を受ける前と変わらない生活ができるように援助しなければならない。

1．障害のとらえ方

　健康であった人がなんらかの原因により突然障害者（児）となったり，また，加齢によって障害者となったとしても，その人の人としての尊厳や人権は変わるものではない。たとえ障害をおうことになっても，その人はその人である。病前の生活と変わりなく過ごせるように身体的，心理的，社会的，職業的，経済的に回復できるように障害者（児），高齢者に，職域をこえて連携しあい変わらない援助をすることが各職種の役割となる。

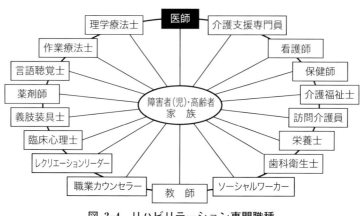

図 3-4　リハビリテーション専門職種

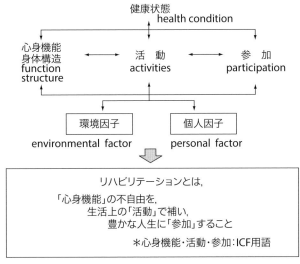

図 3-5　ICF（国際生活機能分類）モデル（WHO, 2001）

　リハビリテーションは病気になって入院して治療を受け，退院して地域社会に戻ったときに終了するのではなく，家庭，地域，社会の中で人間として復権し，その人たちが家族の一員，地域の一員，社会の一員として，周囲の人，家族，友人，隣組の人，職場の人たちから尊厳をもって認められ，病前と変わらない人間関係を保てるようにすることは大切なことである。

　発症から在宅の流れの中でリハビリテーションの目標は障害をうける前のように自ら生活できるようにすることである。

　障害のとらえ方については，WHOにおいて1980年に国際障害分類（International Classification of Impairments Disabilities and Handicaps：ICIDH）として障害を機能障害（Impairment）レベル，能力低下（Disability）レベル，社会的不利（Handicap）レベルと運動機能障害を中心としたとらえ方を採択したが，2001年に国際生活機能分類（International Classification of Functioning, Disability and Health：ICF）と改定し，生活の自立を目標として人間としての健康状態（Health Condition）を心身機能（Function）身体構造（Structure），活動（Activities），参加（Participation）と総合的な生活機能の向上目的に支援するようにリハビリテーションについて定義づけられた。

　ICFについては障害をマイナスの包括的概念としてとらえるのではなく，「生活を営むこと」の生活機能をプラスの包括的概念としてとらえ生活機能の向上を目標としている。

　また生活するうえで，その人の背景にある「環境因子」（物的環境，人的環境，社会的制度等），「個人因子」（思考習慣，趣味等）を考慮して，個人が考えている「生活の質」「人生の質」について向上するように，生きがいのある人生を過ごせるように援助することが求められている（図3-5, 3-6）。

プラスの包括概念	生活機能		
生活機能の3レベル	心身機能・身体構造	活　動	参　加
レベルの特徴	生物レベル（生命レベル）	個人レベル（生活レベル）	社会レベル（人生レベル）
定義と例示	心身機能：体の動きや精神の動き。身体構造：体の一部の構造。機能障害は，手足の麻痺，筋力低下，関節の拘縮等。構造障害は手足の切断等。	生きていくのに役立つ，目的をもったひとまとまりをなした行為。例：ADLのほか，家事，仕事，人との交際，趣味などの多くの行為。	社会的な出来事に関与したり，役割を果たすこと。例：主婦の役割，親や祖父母としての役割，地域社会（町内会や交友関係）の中での役割，その他いろいろな社会参加の中での役割。
障害の3レベル	機能障害・構造障害	活動制限	参加制約
マイナスの包括概念	障　害		

図 3-6　生活機能と障害の関係

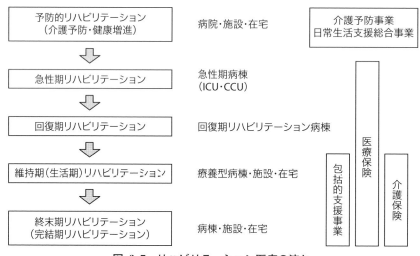

図 3-7　リハビリテーション医療の流れ

2．リハビリテーションの流れの中での考え方

　リハビリテーションの流れは，2000年の介護保険制度の開始，医療保険制度の改定により大きな転換となった（**図3-7**）。高齢化による虚弱（フレイル），サルコペニア，ロコモティブシンドローム等の予防のため，障害発生を予防するための介護予防リハビリテーションが求められるよ

うになった。しかし，予防していても病気になり障害を受けると急性期病院に入院することになる。急性期病院においては生命維持を第一に治療が行われるが，急性期のリハビリテーションにおいて考慮されなければならないのは，治療の過程で生じてくる第二の機能障害といわれる廃用性症候群，誤用性症候群についてである。動かないことで生ずる廃用性症候群，誤った考えに基づいて動いて生ずる誤用性症候群を生じさせることは，今後のリハビリテーションに影響を与えるので，十分な配慮が必要である。発症直後よりリスク管理に注意をはらった適切なリハビリテーションが求められるが，重要なのは拘縮や褥瘡を作らず関節可動域を維持することである。

　急性期の一般病院において疾患の治療が終了し，病状が安定すると，評価をして軽度の障害で，自宅での生活に支障がないと判断されれば自宅に退院することも可能であり，外来リハビリテーションや在宅リハビリテーションにつなげるようにする。障害の程度により続けて総合的なリハビリテーションが必要であれば，リハビリテーションの専門病院・回復期リハビリテーション病院に転院し機能回復のための治療が行われる。回復期リハビリテーション病院においては，できるだけ残された機能の回復に努め，それを活用したADLの自立を目標に集中的なリハビリテーションが行われる。入院期間は疾患によって決められているので，リスク管理に注意しながら退院時に向けた目標を想定し，機能の回復改善と並行して障害者（児）が実際に自立して生活していくためには何が必要（福祉機器の検討等）でどのような援助，例えば社会的な援助（訪問介護員の派遣，保健師の指導，在宅リハビリテーション等）や家族の協力や近隣の協力などを受けることが可能かどうか，自動車運転の再開も可能かどうかを検討し，それに向けたプログラムを立案する必要がある。

　また，本人や家族が退院後どのような生活をすることを希望しているのかも重要になってくる。本人が望むことと家族が望むことが一致していれば問題がないが，必ずしも一致しない場合があり，そのようなとき，リハビリテーションスタッフはそれぞれの希望を伺い調整する必要があり，一人ひとりが望む生活の質（quality of life：QOL）を考えなければならない。

　回復期リハビリテーション病院では，ADLの自立を目標に病棟からリハビリテーション室まで，期間が決められた中でリハビリテーションが行われる。その定められた期間の中で，機能回復・維持の目標がみえてきて退院が近づいてきたら，退院後のサービスについて市区町村で行っている総合事業を利用するのか，医療保険での外来リハビリテーションを利用するのか，介護保険のサービスを利用するのか検討しなければならない。介護保険を利用する場合は介護度の申請が必要であり，入院中に申請すると退院後のサービスも円滑に利用できる。要介護認定をうけたら介護支援専門員に依頼し退院後の生活について援助計画（ケアプラン）を立案し介護サービスを利用できるようにする必要がある。また，身体障害者手帳の申請も必要なら行う。

　回復期リハビリテーションにおいての目標は生活機能の状態を維持・向上させることである。自宅に退院予定の場合はできることなら自宅へ外出・外泊をして実際の生活イメージを本人・家族が共有できるとよい。必要なら介護支援専門員・福祉用具担当者等の同行を求めて，社会的資

源の活用，環境整備，福祉用具の活用等について相談し実用できるようにする。

　維持期（生活期）のリハビリテーションは，回復期リハビリテーション病院でのリハビリテーションを一定期間で終了し，施設（介護老人保健施設，特別養護老人ホーム等）に入所する人，療養型病棟に入院する人，自宅に退院する人によって，利用するサービスは入院・入所によるサービスと在宅サービスに分けられる。維持期（生活期）リハビリテーションは，回復期リハビリテーションで行った機能回復の程度を維持・向上しながら生活場面における行動範囲を広げていく必要があり，生活機能の維持向上を目標に自立した生活を過ごせるように，リハビリテーションを持続していく。

　終末期リハビリテーションは人生の終わりが近づいてきて施設・在宅で過ごすこととなっても，最後まで人間らしさを保証することが求められる。その人らしい生活ができるように，尊厳のあるケアを主体として，本人・家族はもちろんのこと，リハビリテーションスタッフも共にリハビリテーションを行うようにして一生を過ごさせる必要がある。

　地域のサービスにおいては，介護サービスだけでなく，生活支援・住まいの提供等が包括的に受けられるように，厚生労働省は「団塊の世代」が75歳以上を迎える，2025年を目途に高齢者が住み慣れた地域で自分らしい暮らしを人生の最後まで続けることができるよう「住まい」「介護」「予防」「生活支援」が切れ目なく一体的に提供されるように「地域包括ケアシステム」を構築した。このシステムは，介護予防・維持期（生活期）リハビリテーション・終末期リハビリテーションにつながっており，地域リハビリテーションとも深く関連している。地域包括ケアシステムの主体は市区町村であり，地域包括支援センターを設置してそれぞれの実施機関へ委託・協力をあおぎ支援して事業を行う。事業の役割は，地域支援事業の支援として，介護予防，日常生活支援，認知症施策，生活支援等の他，障害者への相談・支援，連携，ネットワークづくり，リハビリテーションの啓発等である。地域包括ケアシステムを構築するために，「自助」「公助」「互助」「共助」の四つの「助」が求められている。「自助」は介護予防や健康寿命を伸ばすことを目的として自分自身が行うケア。「公助」は行政が主導する必要な生活保障を行う社会保障制度。「互助」は家族・友人で互いに助け合い，支え合うこと。「共助」は制度化された相互扶助（介護保険・医療保険）である。

　高齢者については，在宅生活をしやすくするために地域住民と共生できる社会を構築できるように提案されている。地域リハビリテーションにおけるリハビリテーションの流れは，その人らしく生き生きとした生活ができるように，生活機能の維持・向上を目指してその人に寄り添ってリハビリテーションを地域住民と共に継続していくことである。

　家庭や施設でのリハビリテーションにおいて，もう一つ重要なこととして障害者（児）や高齢者が孤立しないように援助する必要がある。障害者や高齢者のなかには，家庭に戻っても，障害を認知していなかったり，障害を恥ずかしがったり，地理的に孤立したり，外出をためらったり，種々の理由によって人と接触するのを拒む傾向がみられる人，あるいは社会的資源がわからず家

表 3-18　医師の役割

① 医学的管理をする
② 健康管理をする
③ リハビリテーションに関する処方，指示を行う
④ リスク管理の情報を提供する
⑤ 医療，福祉，保健の連携を図る

から出られない人などがいる。家庭や施設内で部屋に閉じこもる傾向がみられる人には，リハビリテーションスタッフは原因をよく検討し，障害者（児），高齢者を社会的場面に連れ出して，閉じこもらせないように社会的孤立を防ぐように努めなければならない。それには普段から各専門職種の連携が必要である。また家族への援助を忘れてはならない。

発症から在宅リハビリテーションの目的は，障害者（児），高齢者の生活の自立であり，人としての復権である。病前と変わらない生活が家庭や施設で過ごせるように各専門職は障害者(児)，高齢者，そして，それをとりまいている人々（家族）が望んでいる「生活の質」(QOL)の向上を目指して援助する必要があり努力すべきであろう。

3．地域リハビリテーションにおける各職種の役割

1）医師の役割（表3-18）

① 医学的管理をする

リハビリテーションは医師の指示・指導で行われ，医師はチームの中でのリーダーである。医師は疾患の診断・治療を行い，リハビリテーション医療において障害者（児），高齢者の具体的な医学的情報を提供することによって，発症から在宅までのリハビリテーションの目標設定を決定しやすい。

② 健康管理をする

障害者（児）や高齢者は，疾患そのものだけでなく全身状態において健康を害していることがあるので，症状がなくても全身状態を定期的に管理する必要がある。病気を早期に発見し治療することは健康管理のために大切である。

③ リハビリテーションに関する処方・指示を行う

必要なリハビリテーションについて指示・処方を行い，福祉用具・福祉機器・補装具が必要な場合，指示・処方を行う。

④「リスク管理」の情報を提供する

リスク管理は，リハビリテーションを行ううえで運動の強さ・程度・方法などを決める基準の目安となるもので重要である。

基本的に病院や在宅において，摂食機能，呼吸機能，心肺機能が低下した障害者（児）へのリハビリテーションの必要性が求められており，具体的な運動負荷の情報が望まれる。

表 3-19　理学療法士の役割

① 障害を把握する
② 生活への援助目標を設定する
③ 理学療法を行う
④ 基本動作練習をする
⑤ 必要な福祉機器や家屋改造を考え生活の環境整備をする
⑥ 他の専門職種との連携を図る

またメチシリン耐性黄色ぶどう球菌（MRSA），緑膿菌，ノロウイルス，肺結核などの感染についても，十分な注意が必要である。

⑤ 医療，福祉，保健の連携を図る

障害を受けた人，健康を害した人が最初に信頼するのが医師であり，治療を終え，次にリハビリテーション，福祉への援助などが必要となる。最初に接した医師の指導はとても重要である。

医師の指導によって保健，福祉への連携が図られることになり，他のコ・メディカルの援助目標が明確となり，連携が容易となる。

医師の役割はリハビリテーションチームの中枢であり，医療，福祉，保健のコーディネーターである。

2）理学療法士（Physical Therapist：PT）の役割（表3-19）

① 障害を把握する

障害には，疾病によって生ずる基本的障害（一次的障害）や廃用性症候群，誤用性症候群によって生ずる二次的障害や元来もっていた既存障害がある。一般的に障害としたとき，この基本的障害，二次的障害，既存障害を総称していることが多い。また，障害をICFの考えに基づいて心身機能・身体構造レベル（function/structure），活動レベル（activities），参加レベル（participation）で考え，障害者（児）や高齢者がどのレベルで援助を必要としているのかを評価する必要がある。障害者（児）や高齢者の障害を心身機能・身体構造レベルでとらえるのではなく，より基本的動作に結びつけた生活機能の障害の把握が必要とされる。障害の把握のための手段は種々考えられるが，地域リハビリテーションにおいては活動レベルや参加レベル，そして個人・環境の因子での障害の把握が重要である。

活動障害レベルにおいては，ADLと基本動作がどのように行われるか評価分析する必要があり，とくに心身機能・身体構造レベルから推測できるADLや基本動作を実際にやっているかどうか把握する必要がある。「できるADL」と「しているADL」が一致していることが望ましい。

ADLの障害が廃用性症候群に起因していることも多いので，よりこの点についての注意が必要である。

② 生活の援助目標を設定する

発症直後の理学療法士の援助目標は，心身機能・身体構造レベルでとらえることが多いが，実

際に生活する場面においては活動レベル，参加レベルで考えるほうが望ましい。家庭，地域，社会で生活するために具体的な ADL 基本動作において達成できる目標を設定する必要があり，目標はできるだけ簡単に達成できるような動作を設定し，徐々にステップアップしていくことが望ましい。

③ 理学療法を行う

発症直後，理学療法士は機能の回復・改善，とくに心身機能・身体構造レベルにおける理学療法を行うが，ある一定のレベルに達すると回復する程度が少なくなってくる。機能障害が回復する度合いが少なくなってくるとプラトーという言葉が使われるが，障害の回復についてプラトーはないのであって，生活機能を回復・改善し維持し向上していく必要性がある。家庭，施設における理学療法は機能の維持を主目標とするだけでなく，より生活活動を実践できるように継続して行う必要があり，廃用性症候群の防止にもつながり重要である。

④ 基本動作練習をする

基本動作とは，寝返り，起き上がり，立ち上がりなど ADL における基本となる動作である。例えば，排泄動作について考えた場合，椅子に座っている姿勢からは，立ち上がり，歩いてトイレまで行き，ドアを開いて，閉めて，衣服を下ろし，用を足すという一連の基本動作が必要である。日常の生活動作ができるようにするためには，これらの動作が不可能であればその原因がどの過程にあるのかを究明し，個々の動作練習が必要である。日常の生活動作を考えてみると直接自分の身の回りのことをする動作 ADL（食事，整容，更衣，排泄，入浴）と生活に関連した動作 IADL（家事，炊事，掃除，洗濯，買い物，育児など），移動動作（独立歩行，杖を使用しての歩行，車いすを使用しての移動など）に分けられる。理学療法士はできるだけ移動動作について検討し，援助する必要がある。

⑤ 必要な福祉機器や家屋改造を考え生活の環境整備をする

基本動作，日常生活動作を可能にするための理学療法を行った結果，障害者（児），高齢者の潜在能力，残存機能によってだけでは解決できない場合がある。そのようなときは，なんらかの工夫，例えば，装具を装着することで歩行が可能になる，車いすを使用することで移動が可能になる，手すりを付けると室内での移動が可能になるなど，適切な装具・自助具を考えたり，住まいの改修をすることによって ADL が可能となることがある。生活を豊かにするために，福祉用具や住宅改修を積極的に試行し工夫し，日常の生活がしやすいように環境整備を考えることは重要である。

⑥ 他の専門職種との連携を図る

理学療法士は，ともすれば理学療法をしているときの障害者（児），高齢者を運動機能面で一方的にみていることが多く，実際に病室・居室で，家庭で，どのような生活をすごしているのかを見落としがちである。

理学療法が実際の ADL に結びついている必要があり，また，障害者（児），高齢者が実際の生

表 3-20　作業療法士の役割

① 障害を把握する
② 生活への援助目標を設定する
③ ADL の練習をする
④ 福祉機器の工夫をして生活の環境整備を図る
⑤ 他の専門職種との連携を図る

活場面で何を必要としているのかを深く知るためには，他の職種からの専門的な情報が必要であり，チームとしての連携と他の職種の協力を得られるようにする。

理学療法士が運動機能の向上練習だけでなく，より日常の生活動作に結びつけた実際の生活への援助を考える必要があり，常にどのような援助をすると ADL・IADL・移動動作が可能になるか考える必要がある。

3）作業療法士（Occupational Therapist：OT）の役割（表 3-20）

作業療法士と理学療法士の役割については類似している。

① 障害を把握する
② 生活の援助目標を設定する

設定に関しては理学療法士の項を参照のこと。

③ ADL の練習をする

作業療法士は，身の回りの動作やその他の生活関連動作をより能率的に効率よく可能になるように援助する必要がある。

移動動作練習は理学療法士が行うことが多いが，在宅においては作業療法士，理学療法士がどちらの役割も果たすことが多いので，双方の知識の共有が求められる。

④ 福祉機器の工夫をして生活の環境整備を図る

理学療法士の項でもふれたが，目的の動作をより達成しやすくするために，どのような福祉機器の工夫や利用をすればよいのか検討し，実際に自助具などを作り，身の回りの動作が可能になるように援助して生活の環境整備をする必要がある。

⑤ 他の専門職種との連携を図る

作業療法士の役割としては障害者（児），高齢者の日常の生活動作を可能にすることであり，生活に密着した援助が必要である。日常の生活動作を可能にするためには，障害者（児），高齢者が直接どのような場面で日常の動作を困難にしているかを知る必要があり，他の職種からの情報を得ることは重要であり，協力をしていく必要がある。

理学療法士，作業療法士ともに役割としては重複するところがあり，より密接なつながりをもって，またある場面ではお互いに尊重しあって情報交換をする必要がある。

表 3-21 看護職(看護師・保健師)の役割

① 看護,保健業務を行う
② 障害者(児),高齢者にリハビリテーションの意欲をもたせる
③ 日常生活動作が自立できるように援助する
④ 障害者(児),高齢者,およびその家族の相談にのり援助する
⑤ 他の専門職種との連携を図る

4) 看護職(看護師,保健師)の役割(表 3-21)

① 看護,保健業務を行う

看護職の役割としては,第一は看護である。医師の指示による医療的処置はもちろんのことリハビリテーションにおける看護は,まずリハビリテーションを始めるにあたって障害者(児),高齢者を健康管理・精神・心理の面から援護することが大切である。リハビリテーションを行うにあたっての不安を取り除き,健康状態をベストに保ち,リハビリテーションを行えるように援助する必要があり,身だしなみ,清潔感などに気をつけてあげることも必要である。

② 障害者(児),高齢者にリハビリテーションへの意欲をもたせる

看護職は日常生活において障害者(児)・高齢者に直接接触することが最も多い職種である。日常生活の中での練習やリハビリテーションに意欲をもたせ機能回復への希望をもたせるようにすることは重要である。

③ 日常生活動作が自立できるように援助する

治療・練習された日常の生活動作が居室(家庭)の生活場面においても,実際に可能であるか確認し,援助する必要がある。

④ 障害者(児),高齢者,およびその家族の相談にのり援助する

リハビリテーションを受けている障害者(児),高齢者は将来への不安,回復の度合いへの不安等,気持ちのうえで情緒不安定になりやすい。そのため,回復の意欲,努力をもち続けさせるよう,また家族も共に援助できるように相談にのって励ます必要がある。

⑤ 他の専門職種との連携を図る

リハビリテーションに対する障害者(児)・高齢者・家族の考えや思い,あるいはしている日常の生活活動等を他の専門職種に情報を提供し,プログラムの確認やリハビリテーションを継続できるように情報を収集し提供する必要がある。

5) 介護福祉士の役割(表 3-22)

① 介護を行う

障害者,高齢者のための食事動作,洗面動作,着衣動作等の身の回り動作への介護を行う。

② 日常生活の動作への支援を行う

日常生活動作はもちろんのこと生活に関連した動作(家事,炊事,掃除等)の介護の支援を行う。

表 3-22　介護福祉士の役割

① 介護を行う
② 日常生活動作への援助を行う
③ 他の専門職種との連携を図る

③ 他の専門職種との連携を図る

　介護福祉士は，病院・福祉施設・在宅と働く領域は広がっており，急性期から在宅における生活への援助の中では重要であり，維持期（生活期）リハビリテーションの流れの中で直接，障害者（児），高齢者に接する機会が多く日常の生活に密着した役割を担っている。その情報を他職種にもたらし連携することは重要である。

4．地域リハビリテーションにかかわる他の職種の役割

　地域リハビリテーションにかかわっている職種として医師・理学療法士・作業療法士・看護師・介護福祉士の他にも関係する職種がある。

1）言語聴覚士（Speech Therapist：ST）

　言語・音声・聴覚障害に対してコミュニケーションを回復するための治療を行う職種であり，摂食障害，嚥下障害に対する治療について重要な役割を担っている。話すことや食べることが難しくなった人を援助している。

2）薬剤師

　医師の処方で調剤し，医薬品の供給，服薬の説明，代替薬の提示等，薬剤に関する情報提供を行う。薬の重複，組み合わせ，量の調節は大切であり，市販薬・サプリメント・健康食品を確認して「かかりつけ薬剤師」としての役割が求められている。

3）メディカルソーシャルワーカー（Medical Social Worker：MSW）

　障害者（児）あるいは，その家族は心理・経済・生活全般等，多方面にわたって悩みをもっており，これらについての問題解決を援助する役割をもつ。社会的資源の存在や活動について紹介したり他の職種への情報提供は重要である。

4）義肢装具士

　障害の程度によって必要な義肢・装具・車いす・杖等を医師の指示によって作製し適合する職種である。義肢・装具は，一度作製するとほぼ半永久的に利用されるので，損傷・不適合になったときにチェックできるようにフォローアップ体制を整えておく必要がある。医療保険や身体障害者手帳での補助があるので検討する必要がある。

5）臨床心理士

　障害者（児）・高齢者の心理状況を評価して心の奥底で絶えず悩んでいることを引き出し，心理的・精神的な苦痛を少しでも軽減し，機能回復への意欲をもたせるという重要な役割をもつ。

6）介護支援専門員（ケアマネジャー）

介護保険施行によって，その役割は重要になっている。病院や在宅・施設における医療・保健・福祉など全般のコーディネーターである。要介護認定を受けた人が適切な介護サービスを利用するために，「介護サービス計画書（ケアプラン）」を作成し必要な介護サービスについて，市区町村や介護サービスを提供する施設への連絡や調整をし，利用者の介護サービス全体をマネージメントする。

7）訪問介護員（ホームヘルパー）

在宅において介護の重要な地位を占める職種であり，業務は身体介護サービス・生活援助サービスに区別されており，利用者の自立した生活ができるように支援し，在宅での自立生活の維持・向上のために援助している。障害者・高齢者に直接かかわっていることから他への情報提供も期待できる。

8）栄養士

食事や栄養についてのアドバイス，高血圧・糖尿病・肥満等の栄養状態の管理を行い病気の治療・再発防止・合併症の予防を担っている。地域においては，健康づくり・身体機能にあわせた食事の提供は重要な役目である。

9）歯科衛生士

虫歯や歯周病等の歯科疾患の予防と治療を歯科医の補助として行い，口腔内の健康をサポートする。食事のとり方，食べ方，噛み方等を指導することによって口腔内の健康維持になり，生活習慣病の予防にもつながっている。

リハビリテーションは保健，医療，福祉の面から考える必要があると同時に，この多職種連携をより具体的に実践的に図る必要がある。また，発症から在宅の流れの中で福祉の面で接する機会が少ないように思われる。もう少し福祉の面での専門職種の参加が望まれ，介護保険や地域包括ケアシステムの導入によりこれからますます福祉における専門職種との連携が今後の課題となると思われる。

引用文献
1) 浜村明徳：地域リハビリテーションの定義改定について．地域リハビリテーション 12（4）：286-295，三輪書店，2017
2) 浜村明徳：地域リハビリテーションと在宅医療，『明日の在宅医療』，高齢者ケアと在宅医療．pp235-255，中央法規出版，2008
3) 日本リハビリテーション病院・施設協会（編集）：高齢者リハビリテーション医療のグランドデザイン．青海社，2007
4) 回復期リハビリテーション病棟協会：2023年度回復期リハビリテーション病棟の現状と課題に関する調査報告書．2024
5) 回復期リハビリテーション病棟協会：回復期リハビリテーション病棟の都道府県別データ．2024-3-1．http://www.rehabili.jp/publications/sourcebook.html（参照 2024-6-17）

6) 維持期におけるリハのあり方に関する検討委員会：平成9年度，維持期におけるリハのあり方に関する検討委員会報告書．日本公衆衛生協会，1998
7) 高齢者リハビリテーション研究会（編集）：高齢者リハビリテーションのあるべき方向．厚生労働省，2004
8) 日本リハビリテーション病院・施設協会，全国訪問リハビリテーション研究会：介護保険におけるPT・OT・STによる訪問サービスの現状分析と提言．2008
9) 全国老人保健施設協会：介護老人保健施設の理念と役割，機関誌「老健」 **15**：11，2005

参考文献

10) 浜村明徳（編著）：地域リハビリテーションプラクシス，くらしを支える地域リハビリテーション．医療文化社，2004
11) 浜村明徳（監修）：これからの脳卒中リハビリテーション．青海社，2004
12) 厚生統計協会：国民の福祉の動向．厚生の指標 **51**（12），2004
13) 澤村誠志（監修）：これからのリハビリテーションのあり方．青海社，2004
14) 澤村誠志（監修・編集）：地域リハビリテーション白書'98．三輪書店，1998
15) 厚生省老人保健福祉局（監修）：老人の保健医療と福祉．財団法人長寿社会開発センター，1993
16) 厚生省高齢者介護対策本部事務局（監修）：高齢者介護保険制度の創設について．ぎょうせい，1996
17) 日本リハビリテーション病院協会（編集）：リハビリテーション医療のあり方（その2）．1996
18) 老人の専門医療を考える会（編集）：老人施設ケアの現状と課題
19) 厚生省長寿科学総合研究：高齢障害者の地域リハビリテーションサービスの見直し．1997
20) 厚生省社会援護局・児童家庭局（監修）：社会福祉用語辞典．中央法規出版，1994
21) 福祉士養成講座編集委員会（編集）：介護福祉士養成講座2．老人福祉論．中央法規出版，1991
22) 浜村明徳，井上　崇：介護保険と通所リハビリテーション．日本リハビリテーション病院・施設協会：介護保険とリハビリテーションⅡ，実践報告集．pp10-12，2000
23) 石川　誠：介護保険の仕組み．日本リハビリテーション病院・施設協会：介護保険とリハビリテーション．pp14-25，1999
24) 浜村明徳：在宅と施設サービスの課題．総合リハ **28**：65-73，2000
25) 澤村誠志：障害者・高齢者の医療と福祉．医歯薬出版，1993
26) 大田仁史：地域リハビリテーション原論．医歯薬出版，2004
27) 日本作業療法士協会　運転と作業療法委員会：押さえておきたい！　運転再開支援の基礎2021

第4章
介護保険とリハビリテーション

　日本において，西暦2000年での介護が必要な高齢者は280万人以上，2009年の高齢者人口は2,901万人で，要介護人口は469万人，2025年には高齢者人口は3,635万人で，要介護人口は755万人に増加することが予測されている[1]。さらに，寝たきり者の半数は，寝たきり期間が3年以上と報告されている（1998年国民生活白書）。そこで，21世紀の超高齢社会到来とそれに伴う介護人口の増大を見据えて，2000年（平成12年）4月1日より，介護保険法が施行された。日本ではじめての社会保険による介護制度である。

　障害をおって生きる人の復権と普通の生活の再建を包括的に支えるリハビリテーションの考え方は，介護保険制度を基盤から支える。そして，介護保険制度はリハビリテーション前置主義をとり，「訪問リハビリテーション」サービスに代表されるリハビリテーションのさまざまな実践を前提として組み立てられている。すなわち，健康者を含めた介護予防活動を積極的に行わない限り，要介護人口は飛躍的に増大し，介護保険制度そのものが崩れ去る危険を常にはらんでいるためである。

　さて，病院，施設でその役割を果たしてきたリハビリテーション関係者は，ここにきて発想の転換を迫られている。すなわち，介護保険制度発足を機に大きく変わった役割と職域の拡大，障害をおう人の生活の場から，その人の高いQOLを目指して生きていく協業者としての立場を明確にすることなど，狭い職域の中だけで通用していた考えを変える必要がある。また，医師の指示を待って動く待ちの姿勢から，介護支援専門員（ケアマネジャー）として，また，理学療法士（PT），作業療法士（OT），言語聴覚士（ST）として，また，居宅介護支援事業者として，障害をおって生活する人をその地域で積極的に，そして，具体的に支え，共に生きていく実践が期待される。また，介護予防を進めることができる職種として役割を担うことになる。多くの作業療法士，理学療法士，言語聴覚士たちは，病院・施設・在宅と一貫してリハビリテーションサービスができることを望んできた。ここに制度として保障されたのである。今後，自立生活や介護予防にどう貢献できるのか，どう効果を生み出すのかが個々人に問われる。

　本章では，介護保険制度導入の背景から制度の概要を述べる。介護保険制度は5年に1度大きな改正を行っていることから，2005年から2024年までの介護保険法の改正の背景と変更となっ

た制度の概要等についても紹介する。そして，2024年は，診療報酬・介護報酬・障害者福祉サービス等報酬トリプル改定があったため言及したい。また，介護保険法を根拠法とする，2025年を目指した「地域包括ケアシステム」の構築や，介護保険と密接な関係をもつ「障害者総合支援法（2012年）」，そして「認知症施策推進総合戦略：新オレンジプラン（2015年）」についても言及する。

大きな法律の変遷を述べることになるため，概略に留める。詳細に知りたい方は，成書や論文，そして，厚生労働省のホームページをみていただきたい。

I．介護保険制度導入の背景

介護保険制度は，日本ではじめての社会保険による介護制度である。その導入の背景について述べる。背景を知ることにより，介護保険の意義や課題が理解できる。

1970年代，好景気に支えられてきた日本経済は，豊かな財源から老人医療費を賄ってきた。高齢者人口の増大と医療費負担の増大に対応して1973年，厚生省（当時）は老人医療費を無料とした。福祉元年といわれる。しかし，翌年のオイルショック（中東産原油の大幅な値上げに伴い石油製品は底をつき，大不況に向かう）による財源不足から，縮小を余儀なくされる。縮小を機にいわゆる介護問題が吹き出してくる。きっかけは，有吉佐和子氏の小説『恍惚の人』であった。認知症となった父を介護する息子夫婦の姿は切実な現実問題として国民には映ったのである。しかし，高齢者介護の問題は深刻の度を増すが，国はその後も家族介護依存政策をとり続けた。

1982年（昭和57年），抜本的な高齢者対策の法律がつくられた。日本の高齢化社会を見据えて成立した老人保健法は，第1次予防（病気発症の予防），第2次予防（速やかな治療による病気重症化の予防），第3次予防（障害の重度化予防）をカバーする包括的法律である（1983年施行）。7本の柱をたて40歳以上を対象とした。第1次予防としての市町村単位での健康診査，第2次予防としての老人医療費の支出，第3次予防としての機能訓練事業と訪問指導事業がある。それまでは，地域リハビリテーションの一環として，ある特定の少数地域で障害者を対象とした，いわゆるリハビリ教室がボランティアにより行われていた。この法律により40歳以上の国民に，第3次予防として機能訓練事業と訪問指導事業が保障されたことは画期的なことであった[2〜5]。

しかし，日本の高齢化と少子化のスピードは予測をはるかに超え，老人医療費を増大させ，地方自治体の財政を圧迫し，それに伴い，高齢者の介護問題は大きな社会問題となった。1970年代からの家族介護依存政策は継続されており，介護は基本的に家族が行うものであり，どうにもならなくなったとき，はじめて福祉と医療がかかわるとされていた。老人福祉制度は，「措置制度」を基本とした制度である。「措置」とは，「とりはからって始末をつける」ため，行政がすべてを決め，それに従わなければならないものである。個人の選択権はない。特別養護老人ホームの入居は数年待ちが当たり前といわれていた。また，病院では，社会的入院といわれる高齢者が多く，本人の意志ではなく，家族の都合で入院生活を余儀なくされていた。自宅には帰れない，施設は

第4章 介護保険とリハビリテーション

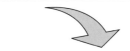

老人福祉

○対象となるサービス
・特別養護老人ホーム等
・訪問介護（ホームヘルプサービス），日帰り介護（デイサービス）等

（問題点）
○市町村がサービスの種類，提供機関を決めるため，利用者がサービスの選択をすることができない

○所得調査が必要なため，利用にあたって心理的抵抗感が伴う

○市町村が直接あるいは委託により提供するサービスが基本であるため，競争原理が働かず，サービス内容が画一的となりがち

○本人と扶養義務者の収入に応じた利用者負担（応能負担）となるため，中高所得（退職サラリーマン層）にとって重い負担

・サラリーマン世帯（年収800万円），老親が平均的な老齢厚生年金受給者の場合：特別養護老人ホームの老人本人の負担は14.9万円／月，扶養義務者の負担は4.1万円／月，→合計19万円／月

老人医療

○対象となるサービス
・老人保健施設，療養型病床群，一般病院等
・訪問看護，日帰りリハビリテーション（デイケア）等

（問題点）
○福祉サービスの基盤整備が不十分である一方，利用者負担が中高所得層にとって入院のほうが低いことなどから，介護を理由とする一般病院への長期入院の問題が発生（特別養護老人ホームや老人保健施設に比べて費用が高く医療費の無駄）

○治療を目的とする病院では職員配置や生活環境の面で，介護を要する者が長期に療養する場としての体制が不十分（居室面積が狭い，食堂や風呂がない）

↓ ↓

現行制度による対応には限界

(参考)各施設の比較

区分	費用（1人／月）	利用者負担（1人／月）	居室面積（1人当たり）
一般病院	50万円程度	約5.3万円	4.3m^2
療養型病床群	40万円強	約5.3万円	6.4m^2
老人保健施設	33万円	約6万円	8m^2
特別養護老人ホーム	27.1万円	平均4.5万円	10m^{2}強

図 4-1　高齢者介護に関する制度の問題点[6]

長期待機，どこへも行き先がない高齢者たちは，仕方なく病院に入院をし続けなければならなかった（**図4-1**）[6]。介護は社会全体でなすものという気運が少しずつ出てきたころ，厚生省は，1989年（平成元年），「高齢者保健福祉推進十か年戦略」（いわゆるゴールドプラン）を策定し，予算措置をした。その中でホームヘルパー数や特別養護老人ホーム数など，10年間で達成すべき

介護に必要な具体的目標数値を設定した。

　そのような中，1994年（平成6年）3月，「高齢社会福祉ビジョン懇談会」は，「21世紀福祉ビジョン─少子・高齢社会に向けて─」を発表し，大きな議論を巻き起こした（**表4-1**）[7]。介護保険制度を公的に議論の場に乗せ，具体化していった根幹をなす報告書となった[8]。少子高齢社会に対応した社会福祉の全体像を示し，それに至る戦略をビジョンとして示したのである。「自立と相互扶助」を柱として，「自立した個人」の形成を重視するとともに，個人の尊厳に立脚しつつ，家族，地域組織，企業，国，地方公共団体など，社会全体で支える自助，共助，公助のシステムが適切に組み合わされた重層的な福祉構造としていくことを提言し，それまでの年金・医療・福祉の給付構造割合の5：4：1を5：3：2に転換することを強調した。「いつでもどこでも受けられる介護サービス」を目指すために，新ゴールドプランの策定を促し，目標水準の大幅な引き上げを求めた。さらに，21世紀の介護システムとして，増大する高齢者の介護費用を国民全体の公平な負担により賄うシステムの構築を提言した[8,9]。そこで，1994年，厚生省は，各市町村の「老人保健福祉計画」から出された数値をもとに，大幅な目標数値の増大を図り，「高齢者保健福祉推進十か年戦略の見直しについて」（新ゴールドプラン）を策定した（**表4-1**）。

　1995年「社会保障審議会」は，介護の公的保障を公的介護保険方式で実施するように勧告した。また，「高齢者介護・自立支援システム研究会」は，①予防とリハビリテーションの重視，②高齢者自身による選択，③在宅ケアの推進，④利用者本位のサービス提供，⑤公的介護保険方式，⑥介護基盤の整備などを打ち出し，厚生省の介護保険構想の理論的バックボーンを形成した。1996年には，厚生省介護保険制度試案が出され，1997年12月17日，国会において14章215条からなる「介護保険法（平成九年法律第百二十三号）」が成立した。「介護保険法」は，時代状況，財政状況，問題点解決のために5年に1回見直しをされることになった（**表4-1**）。法律成立後，1998年を第1回として，介護保険制度のキーマンである介護支援専門員（ケアマネジャー）の各都道府県での試験および研修が開始された。1999年9月より介護保険申請が開始され，並行して介護認定審査会は介護認定を行い，2000年4月1日より介護保険による介護サービスが開始となった[7]（**表4-1**）。

　図4-2は，65歳以上の死因と要介護の原疾患を比較したものである。明らかに，死因と要介護の原疾患は異なる（2001年）[10]。また，**図4-3**は，介護が必要となった主な原因を男女別にみたものである（平成23年度版高齢者白書）[11]。「脳血管疾患」が23.3％と最も多く，「認知症」が14.0％であった。ところで，介護保険制度が整備された2019年の「国民生活基礎調査」では，「認知症」が18％と最も多くなり，「脳血管障害」が16％，「高齢による衰弱」が13％，同じく「骨折・転倒」となった。このように介護保険制度は，医療の対象者と重複しながらも，しかし，異なる多様な対象者を，多職種による協働とさまざまな手法と新たに開発しなければならない手法を用いて，その人の尊厳と可能な限りの自立とQOLの向上を目指すものである。ゆえに，さまざまなことに対応するために，また，公平を期すために，国をあげて取り組むことが必要となった。そ

表 4-1　介護保険をめぐる動き

年月	事項	備考
1994年 3月	21世紀福祉ビジョン	・年金：医療：福祉を5:4:1から5:3:2へ
4月	厚生省介護対策本部設置	
9月	高齢者介護・自立支援システム研究会報告	・高齢者の自立支援を基本理念とし，社会保険方式で介護保障制度の創設を提言
12月	新ゴールドプラン	・基盤整備の拡大・充実
1995年 7月	社会保障審議会（勧告）	・公的介護保険制度の創設を勧告
	老人保健福祉審議会（中間報告）	・税を組み込んだ社会保険方式とするべき
12月	与党福祉プロジェクトチーム	・若年障害者は障害者プランで
1996年 4月	老人保健福祉審議会（最終報告）	・施設サービスは3種類・在宅サービスは12種類
		・サービス利用はケアマネジメントにて
5月	厚生省介護保険制度試案	・1999年から在宅，2001年に施設サービス実施
		・加入年齢を40歳以上
		・40〜64歳は老化に伴う疾患に限定
6月	厚生省介護保険制度大綱	
	国会提出見送り	
9月	修正事項の与党合意	・現金給付は行わない
	高齢者ケアサービス体制整備支援事業開始	・2000年に在宅・施設サービス同時に実施
11月	臨時国会に提出	・継続審議
12月	平成8年度モデル事業実施	・要介護認定の評価項目を72項目
1997年 5月	衆議院で可決	・5年後に見直し・国の責任を明確にした修正案
	高齢者ケアサービス体制整備検討委員会	
12月	医療保健福祉審議会：制度企画部会	
	参議院で可決	・衆議院の再審議へ
	衆議院で可決・法案成立	
	厚生省令等細則の検討	
1998年		
2月	平成9年度モデル事業実施	・要介護認定の評価項目を73項目
3月	介護支援専門員標準テキスト発行	
9月	医療保健福祉審議会：老人保健福祉部会	
10月	医療保健福祉審議会：介護給付費部会	
	第1回介護支援専門員試験	・要介護認定の評価項目を85項目
	平成10年度モデル事業実施	
	全国の要介護者等の実態調査実施	
	介護報酬の主な論点（中間とりまとめ）	
1999年 3月	事業者・施設の人員，設備，運営基準の制定	
	介護報酬に関する実態調査の実施	
	市町村介護保険事業計画の策定	
	都道府県介護保険事業支援計画の策定	
	ケアマネジャー研修	
6月	居宅介護支援事業者指定開始	
7月	第2回介護支援専門員試験	
	介護報酬基本骨格案策定	
8月	居宅サービス事業者の指定開始	
	平成12年度予算概算要求	
	介護報酬仮単価と平均利用額の公示	
10月	介護認定審査会設置・介護認定開始	
	療養型病床群の指定申請	
12月	介護保険事業計画の策定	
	医療保険との調整	
2000年 1月	療養型病床群の指定	
	介護報酬等の諮問答申	
3月	介護予防生活支援事業	
4月	ゴールドプラン21	
	介護保険法施行	
2005年 6月	介護保険法改正	
2005年 10月	障害者自立支援法成立（2006年4月施行）	
2006年 4月	介護保険法施行（一部2005年10月施行）	
2008年 5月	介護保険法及び老人福祉法の一部を改正する法律成立	
2009年 4月	介護報酬改定（改定率プラス3.0%：介護従事者の処遇改善等）	
5月	改正法の全面施行（業務管理の体制整備，サービス確保対策等）	
2011年 6月	介護サービスの基盤強化のための介護保険法等の一部を改正する法律成立・公布，一部施行（介護療養病床の転換期限の延長，介護福祉士資格取得方法の見直しの延期等）	
2012年 4月	改正法の全面施行（新サービスの創設，介護職員等による痰の吸引等の実施，保険料の上昇緩和のための財政安定化基金の取り崩し等）	
	診療報酬・介護報酬同時改定	
2014年 6月	介護保険法改正，医療介護総合確保推進法成立	
9月	高齢者のあるべき地域リハビリテーションの新たな在り方検討会	
2015年 1月	認知症施策推進総合戦略（新オレンジプラン）策定	
	介護保険法の改正・介護報酬の改定	
2017年 7月	地域包括ケアシステムの強化のための介護保険法等の一部を改正する法律	
2018年 4月	医療報酬・介護報酬・障害者福祉サービス等報酬トリプル同時改定	
2024年 1月	共生社会の実現を推進する認知症基本法施行	
2024年 4月	同上	

(石川誠，追加修正)[7]

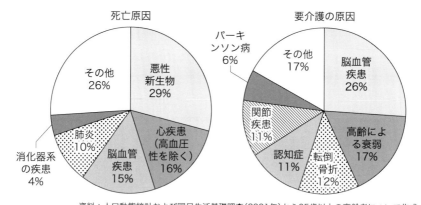

資料：人口動態統計および国民生活基礎調査(2001年)から65歳以上の高齢者について作成
図 4-2　65歳以上の死因と要介護の原疾患[10]

○要介護者等について，介護が必要になった主な原因についてみると，「脳血管疾患」が23.3％と最も多く，次いで，「認知症」14.0％，「高齢による衰弱」13.6％，「関節疾患」12.2％となっている。男性の「脳血管疾患」が35.9％と特に多くなっている。

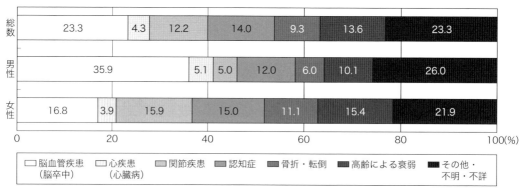

資料：厚生労働省「国民生活基礎調査」（平成19年）
図 4-3　要介護者等の性別にみた介護が必要となった主な原因[11]

して，介護保険制度は，医療・保健・福祉の連携を含めた，総合的社会保障制度の適切な変革なくしては成熟しえない宿命をもった制度ともいえる。

II．諸外国の状況

　日本における介護保険制度のモデルは，多くの賛同を得ている高負担高福祉の北欧型介護制度（税方式）ではなく，ドイツの介護保険制度であった。

　北欧の代表的な福祉国家であるデンマークは，今より100年前から老齢年金制度を，保険制度ではなく税による制度とした。公平性と自治体の事務管理経費削減のためである。医療費は無料，すべて税で賄われている。医療は高度で在院日数は平均6.7日，医療費は米国，日本より低

い．介護制度は住民税のみで運営され，制度の運営権限と責任は市町村議会がもつ．24時間在宅ケアが実施され，年齢，家族構成，資産に関係なく，すべての住民は無料で必要な期間，介護サービスを受けることができる．地域の訪問看護師が総合的なニーズを把握して，それをもとに介護ニーズ判定を行う．本人の選択をもとに総合的介護サービスが作成され，その地域のOTと連携をとりながら住環境を整え，OT・PTと連携をとりながらデイサービスセンターでのリハビリテーション計画を立てる．24時間在宅介護が必要な場合には，訪問看護師は，看護師とホームヘルパーとチームを組んで24時間介護を実施する．訪問看護師やPTやOT，介護職員は常に研修を積み，税金の使い方に無駄がないように細心の注意を払いながら，サービスの質的向上を図っている．

一方，ドイツは20年にわたる議論の末，税方式をとらず，1994年保険方式を採用して介護保険制度を発足させた．東独との統一のため，莫大な国家予算が必要となったためである．ドイツの特徴は，保険方式で，労使の負担によって成り立っている点である．就労していない主婦，失業者，自営業者などは対象にならない．介護ニーズ判定は現場ではなく，第三者機関の医師を含む委員会で行われる．官僚的になり，現場ニーズへの対応が困難といわれている．またドイツは，ヨーロッパの中でもホームヘルパーや老人ホームがきわめて少ない国といわれており，社会資源が少ないために利用したくても十分な利用が困難である．そのため現物給付は困難であり，現金給付しかできない．1995年，在宅介護の申請を打ち切った．126万件の申請に対し，13万件を打ち切り，55万件が未決定という．そして，80％が現金支給となった．もう一つ民間介護保険ができたようなものとの批判があり，現在うまく機能していないのではないかといわれている[6]．

日本は，消費税3％を導入するために，時の政府は総辞職をした．根底に税が何に使用されるかわからないという政治への不信感が，国民に根強くあるためである．デンマークのように所得税率50％，消費税率25％の高負担高福祉社会を実現するには，長年にわたる国民と政治の間の揺るぎない信頼関係が育つことが必要である．

最終的に日本は，中負担で中福祉国家を選択し，介護保険制度はドイツをモデルとして，保険方式（一部税方式）折衷型を採用したのである．

高齢化が著しい韓国では，日本の介護保険制度とドイツの介護保険制度をつぶさに検討し，日本とドイツをモデルにして2008年，「老人長期療養保険制度」を創設した．基本目標は，①介護が必要なすべての高齢者を包括する「普遍的な体制」，②サービスの選択と利用が保障される「利用者中心」のサービス体系，③介護市場に公的・私的事業者等が参与する「多様な主体の参与」，④「社会的連帯」による介護保険費用の確保，⑤介護の「在宅優先」と予防及びリハビリ体制の構築である．実施されてから1年で改正したりと波乱の船出となったが，政府への不信感を根底に抱えるなかで，負担のあり方，財源の確保，ケアマネジャーの役割，国と自治体の役割分担など多くの課題を解決しながら今に至っている[12]．

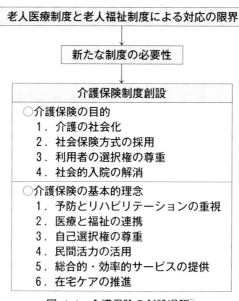

図 4-4 介護保険の創設過程[7]

Ⅲ．介護保険制度の概要

1．理 念

要介護者の自立支援のため，介護サービス提供の普遍性・権利性・選択性を確保できるシステムを目指す。その理念実現のため，公的介護保険制度を創設し，社会保険方式を採用する。

2．介護保険の目的

①介護の社会化：家族介護依存ではなく，地域社会全体でいつでもどこでも（普遍性・公平性），介護が必要な人の介護を支える。これにより，老後の最大の不安である介護問題の解消を可能にする。

②利用者の選択権の尊重：老人福祉制度の措置という行政による判定ではなく，利用者がサービスの選択権を有し，その権利を保障する。利用者本位の利用しやすい仕組みを目指す。

③社会的入院の解消：老人医療費の増大は社会的入院が大きな原因といわれている。介護をする家族の困難さから，治療ではなく，やむなく介護のため長期入院している現状を，介護保険制度により自宅介護を可能にし，また施設での長期介護も可能にする。

④社会保険の導入：高齢者本人を被保険者として位置づけ，無理のない範囲で保険料や利用料の負担を求める。社会保障構造改革の第一歩として，社会的入院等の解消は医療保険制度の改革を進め，介護サービスの自己選択は社会福祉の基礎構造改革を促す[7]（**図 4-4**）。

3．介護保険法の基本理念

介護保険法には6つの基本理念がある。

①予防とリハビリテーションの重視，②医療と福祉の連携，③自己選択権の尊重，④民間活力の活用，⑤総合的・効率的サービスの提供，⑥在宅ケアの推進である[13]。

予防とリハビリテーションの重視とは，介護予防を積極的に進めることである。介護を必要とする人の発生を防ぐためには，健康高齢者，虚弱者および障害者に対し積極的にリハビリテーション技術を活用する。また，介護の必要な人に対しては，介護状態を軽減するためにリハビリテーション技術を用いて介護の軽減と自立度を増すようにする。

民間活力の活用は，現行制度は行政主体のサービス提供であったが，民間業者やNPOなどの非営利組織の多様なサービス供給主体の参入により，サービス選択の幅を広げ，さまざまなサービスを組み合わせての利用を可能にした。

4．介護保険の仕組み

原則として65歳以上の第1号被保険者が対象である。40〜64歳の第2号被保険者で利用可能な者は，脳卒中や関節リウマチなど15特定疾病に限定されていたが，2005年の法改正で，「がん末期」も特定疾病に加わり，16特定疾病となった[13]（図4-5）。

介護保険制度の財源構成は，1/2を公費（税財源），1/2を保険料で賄う。保険料は，第1号被保険者（65歳以上）および第2号被保険者（40〜64歳）が所得に応じて各市区町村の定める保険料を支払う[14),15)]（図4-5）。この保険料率は，各市町村で異なり，財源状況により，3年ごとに保険料率を改正できる。介護保険の総費用の推移は，2000年度3.6兆円，2001年度4.6兆円，2002年度5.2兆円，2005年度6.2兆円（図4-10），2014年度10.0兆円，2018年は11.2兆円と年々伸びている。このまま推移すれば，2025年には21兆円（保険料2011年平均4,160円⇒2025年度予測平均8,165円）を超える見通しで，2025年までに総費用抑制の最重要テーマとなった[16]。

5．介護サービス利用の仕組み

介護サービスを希望する者は，「介護認定審査」を受けなければならない。まず，各市区町村窓口で，保険給付申請をする（図4-6）[15]。主治医の意見書および訪問調査（調査員による実際の評価）をもとに，全国一律の公平性を保つためにコンピュータで一次判定が出る。次に，複数の専門家による「介護認定審査会」において，保険給付の可否が審査され（二次判定），非該当か保険給付該当かが判定される。該当者は，要支援（1，2）および要介護度（1〜5）が決められる。結果は，申請から30日以内に申請者に通知されるが，認定に対する不服申し立てもできる。

改正により，2006年4月から，要介護度「1」の一部は，要支援2と要介護1に分けられた。ここで，要支援1（旧要支援）と要支援2は，「新予防給付」の対象となり，地域包括支援センターでアセスメントされ，介護予防プランを受けることになった[10),15)]。さらに，2015年度改正で，

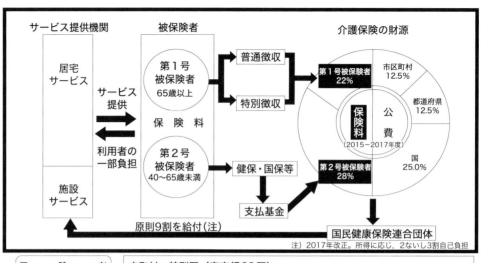

保 険 者	市町村・特別区（東京都23区）
被 保 険 者	40歳以上の者。保険料の負担が義務となります。介護サービス（保険給付）を受けられる要件や、保険料決定・徴収方法の違いから2つのグループに区別されます。 ○第1号被保険者：市町村の区域内に住所を有する65歳以上の者 ○第2号被保険者：同上40歳以上65歳未満の医療保険加入者
保険給付の要件	第1号被保険者は「要支援および要介護状態」の者 第2号被保険者※「特定疾病」があり「要支援および要介護状態」の者
保険給付の手続	市町村に申請を行った被保険者に対して、要介護状態等に該当するかどうか確認が行われたうえで、原則として介護サービス計画に基づいて、サービスを利用します。
介護給付の内容	現行の福祉サービスや医療分野における介護サービスが中心になっています。 ○在宅サービス（訪問リハビリ等） ○施設サービス（介護老人保健施設等）
利用者の負担	介護サービス利用の1割。また、施設に入った場合や日帰りで通うサービスを利用した場合は、食費の一部や日常生活費も負担します。
サービス提供機関	職員配置や設備等の基準を満たし、都道府県知事の指定・許可を受けた事業者が中心になります。 ○在宅サービス ：「指定居宅サービス事業所」 ○施設サービス ：「介護保険施設」 ○ケアプラン作成：「指定居宅介護支援事業所」
介護保険の財源	保険給付に要する費用の5割は保険料、残りの5割は公費で負担します。

※介護保険第2号被保険者16特定疾病
1. 筋萎縮性側索硬化症, 2. 後縦靱帯骨化症, 3. 骨折を伴う骨粗しょう症, 4. シャイ・ドレーガー症候群, 5. 初老期における認知症, 6. 脊髄小脳変性症, 7. 脊柱管狭窄症, 8. 早老症, 9. 糖尿病性神経障害他, 10. 脳血管疾患, 11. パーキンソン病, 12. 閉塞性動脈硬化症, 13. 関節リウマチ, 14. 慢性閉塞性肺疾患, 15. 変形を伴う両側膝・股関節の変形性関節症, 16. がん末期[*]
（* 2005年追加）

図 4-5 介護保険制度の仕組み[13),14),15)]

予算を抑制する目的で，要支援1と要支援2の一部が地域支援事業（介護予防・日常生活支援総合事業，包括的支援事業，任意事業）に回ることになり，2017年度改正で，新しい介護予防・日常生活支援総合事業が開始された[17]（**図4-27**）。

要介護と認定されれば，次は要介護度に応じた介護サービス計画（ケアプラン）を立てる。自分自身や家族でプランを立てることもできるが，多くは，介護支援専門員（ケアマネジャー）に依頼する。介護支援専門員は，自宅を訪問して介護状況や日常生活活動（activity of daily living：ADL）状況等を詳しく評価し，希望を聞き，チームカンファレンス（その人に適切な介護を提供する職種および事業者）での協議を経て，介護サービス計画を本人に提案する。介護サービスにかかる費用については，新予防給付および介護給付の支給限度額（**表4-2**）をもとに，本人および家族の希望を考慮して決められる。本人の同意（契約）により，介護サービスが開始される。介護認定は，原則6カ月（更新認定の場合は原則12カ月）見直される（再認定）。

6．介護サービスとサービス上限額，自己負担率，サービス料

介護サービスには4つの型があり，在宅介護サービスと施設介護サービス，そして，2006年から地域密着型サービスが加わり，2012年度には，小規模多機能型居宅介護と訪問看護を併せもつ「複合サービス」が加わった。在宅介護サービスは14種類あり，施設介護サービスは4つの異なる施設〔介護老人福祉施設，介護老人保健施設，介護療養型医療施設，介護医療院（2018年4月新設）〕で実施されている。そして，地域密着型サービスは12種類からなっている（**図4-7**）[18]。要介護度によりサービスの上限額（**表4-2**）が新たに決められ，報酬基準額（2006年4月施行，2009年4月改正施行，2012年4月改正施行，2015年4月改正施行，2018年4月改正施行，2021年4月改正施行，2024年4月改正6月施行）が定められた。一方，要介護者に対しては，福祉用具（**表4-3**）[19,20,22]の貸与や住宅改修費が支給される（**表4-4**）[13]。また，2012年度改正で，福祉用具貸与等で，「自動排泄処理装置」が追加された[20,21]。2015年度改正で，さらに介助式電動車いすと水洗ポータブルトイレが追加された。

2006年度の改正で要支援者への福祉用具の貸与等が認められなくなったが，2009年度改正で一部認められるようになった。2024年度改正で，福祉用具であったスロープ，歩行器，歩行補助つえの3種が，特定福祉用具販売でも扱われるようになった（選択制）[22]。

＊〔補足〕福祉用具・住宅改修については，多くのホームページで見ることができるが，国は，福祉用具等情報化推進事業（2002年度）により，各都道府県にある介護実習・普及センターを通して，在宅介護支援センターの端末から情報が得られるようにした。また，福祉用具を選定する福祉用具相談専門員（福祉用具貸与・販売事業所には2名以上配置が義務付け）制度を作っている。PT・OT・STにとって福祉用具・住宅改修は精通しておく必要度が高く，それを扱うテクノエイド協会が認定する福祉用具プランナー制度は，講習を受けて試験に合格すると資格を取得することができる。

人口に占める受給者数の割合は85〜89歳で最も多く（**図4-8**）[23]，サービス種類別における受給者数の年次推移をみると，訪問リハビリテーションの伸びは緩やかである（令和4年，**表4-5-1**,

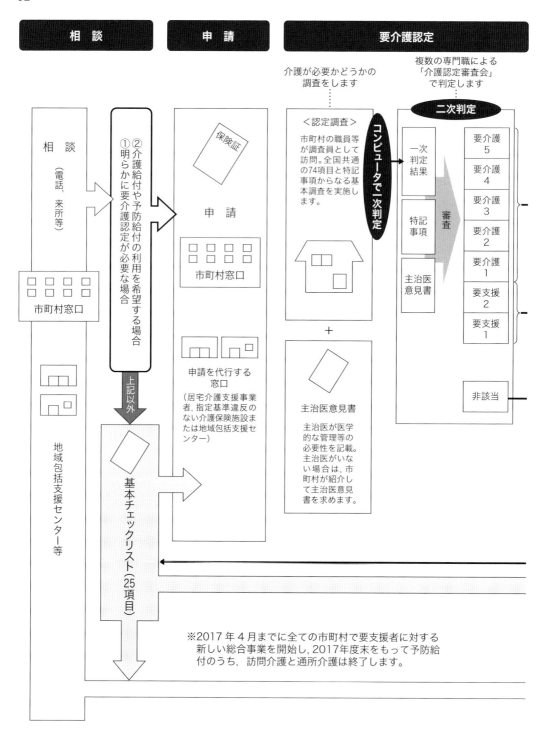

図 4-6　サービス利用の

第4章 介護保険とリハビリテーション 63

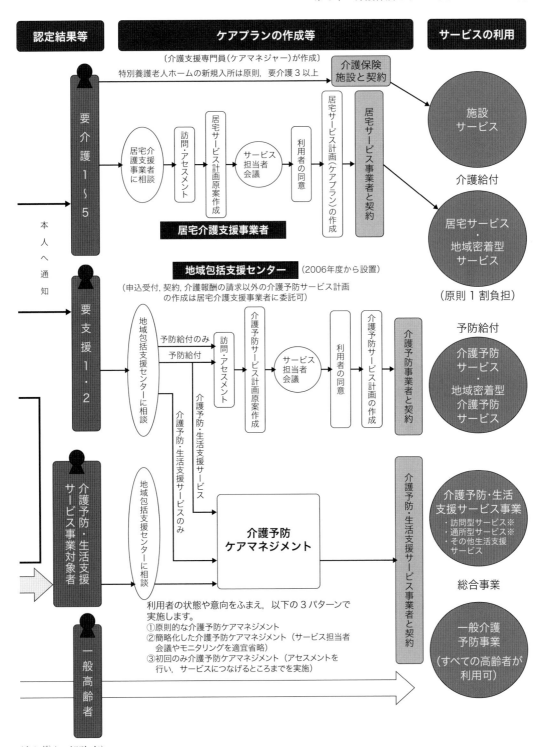

流れ[15] (一部改変)

表 4-2 要支援，要介護度区分ごとの高齢者の状態像と新予防給付，介護給付の支給限度額
（一部改変）（2024年度）

給付種類	要支援度要介護度	高齢者の状態像	支給限度基準額		
			居宅サービス費	住宅改修費	福祉用具購入費
予防給付	要支援1（社会的支援を要する状態）	予防給付の適切な利用が見込まれない以下の状態像に該当しない者が予防給付の対象。 ① 疾病や外傷等により，心身の状態が安定していない状態 ② 認知機能や思考・感情等の障害により，十分な説明を行ってもなお，予防給付の利用に係る適切な理解が困難である状態 ③ その他，心身の状態は安定しているが，予防給付の利用が困難な身体の状況にある状態	月50,320円 利用者負担 月5,032円	20万円	原則なし
	要支援2（社会的支援を要する状態）		月105,310円 利用者負担 月10,531円		
介護給付	要介護1（部分的な介護を要する状態）	みだしなみや掃除等の身の回りの世話に見守りや手助けが必要。立ち上がり等の複雑な動作になんらかの支えを必要。歩行や両足での立位保持等の移動の動作になんらかの支えを必要とすることがある。排泄や食事はほとんど自分でできる。問題行動や理解の低下がみられることがある。	月167,650円 利用者負担 月16,765円		10万円/年
	要介護2（軽度の介護を要する状態）	みだしなみや掃除等の身の回りの世話の全般に見守りや手助けが必要。立ち上がり等の複雑な動作になんらかの支えが必要。歩行や両足での立位保持等の移動の動作になんらかの支えが必要。排泄や食事に見守りや手助けを必要とすることがある。問題行動や理解の低下がみられることがある。	月197,050円 利用者負担 月19,705円		
	要介護3（中等度の介護を要する状態）	みだしなみや掃除等の身の回りの世話，立ち上がり等の複雑な動作が自分ひとりでできない。歩行や両足での立位保持等の移動の動作が自分ひとりでできないことがある。排泄が自分でできない。いくつかの問題行動や理解の低下がみられることがある。	月270,480円 利用者負担 月27,048円		
	要介護4（重度の介護を要する状態）	みだしなみや掃除等の身の回りの世話，立ち上がり等の複雑な動作がほとんどできない。歩行や両足での立位保持等の移動の動作が自分ひとりではできない。排泄がほとんどできない。多くの問題行動や全般的な理解の低下がみられることがある。	月309,380円 利用者負担 月30,938円		
	要介護5（最重度の介護を要する状態）	みだしなみや掃除等の身の回りの世話，立ち上がり等の複雑な動作，歩行や両足での立位保持等の移動動作，排泄や食事がほとんどできない。多くの問題行動や全般的な理解の低下がみられることがある。	月362,170円 利用者負担 月36,217円		

＊1 要介護認定の有効期間は6カ月を基本とするものの，状態に応じて3カ月～2年の範囲内で介護認定審査会の定める期間にすることができます。
＊2 限度額は月単位で管理され，短期入所サービスの連続した利用日数は30日間までを介護報酬の算定の対象として，連続して30日間を超えない場合にも要介護認定の有効期間のおおむね半数を超えないようにする目安が設けられています。
＊3 「居宅サービス費」の金額は標準的な地域の例です。地域によって表の金額より7.2%の範囲で加算されます。
＊4 「住宅改修」は同一の住居で原則として20万円が限度です。介護状態が3段階以上悪化したり，転居したときは，再度利用が可能です。
＊5 支給限度額は現行の金額。

第4章 介護保険とリハビリテーション　65

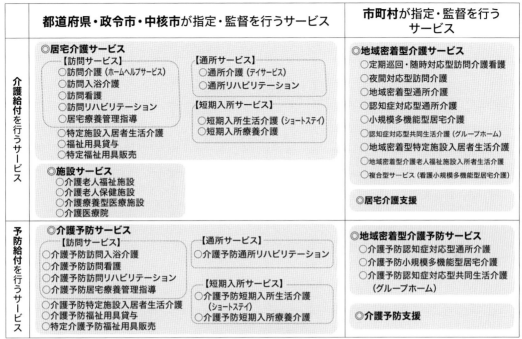

図 4-7　介護サービスの種類（2022年度）[18]

4-5-2)[22]。また，施設・事業所数（令和4年）からみると通所リハが通所介護の1/3ほどであることがわかる（令和4年，**表4-6**)[24]。

2006年度，2009年度，2012年度，2015年度，2018年度，2024年度の改正において，PT・OT・STが直接かかわるところについては以下に述べる。

1）訪問リハビリテーション

訪問リハビリテーションの受給者数は伸びている。2021年度の1,326,000人が，2022年度は介護サービスで1,387,000人（介護予防訪問リハビリテーションで295,000人→307,000人）となった（**表4-5-1, 5-2**)。事業所数（訪問看護ステーション）も，2021年度の13,554から2022年度には14,829に増え，介護予防訪問看護ステーションは，13,221から2022年度には14,445に増えている（**表4-6**)。

OT・PT・STが医師の指示に基づくリハビリテーション計画書を作成し，ADLの自立向上を目的としたリハビリテーションを実施した場合，2009年度に305単位/回になった。20分を1回とするため，40分行えば610単位となり2006年度より110単位増となった。多職種協働の推進を評価する「リハビリテーションマネジメント加算」，20単位/日（200円）が新規に始まり，さらに，2006年度医療における診療報酬改定に連動して，「短期集中リハビリテーション実施加算」が新設された。これは，退院・退所日または認定日から起算して1カ月以内の場合は，2009年度

表 4-3 介護保険における福祉用具のサービス[19),20),22)]

	福祉用具貸与（第 7 条）	特定福祉用具販売（第 44 条）
事業概要	福祉用具を指定事業者から貸与	入浴や排泄等に用いる福祉用具（特定福祉用具）の購入（償還払い） （平成 18 年より指定制度導入）
対象種目	・車いす（付属品含む） ・特殊寝台（付属品含む） ・床ずれ防止用具 ・体位変換器 ・手すり ・スロープ※ ・歩行器※ ・歩行補助つえ※ ・認知症老人徘徊感知機器 ・移動用リフト（つり具の部分を除く） ・自動排泄処理装置（2014.4. 追加） ・介助式電動車いす「SP40」（フランスベッド）（2015.4. 追加） ・水洗ポータブルトイレ「ベッドサイド水洗トイレ」（TOTO）（2015.4. 追加）	・腰掛便座 ・特殊尿器 ・入浴補助用具（入浴用いす，浴槽用手すり，浴槽内いす，入浴台，浴室内すのこ，入浴用介助ベルト） ・簡易浴槽 ・移動用リフトのつり具の部分
支給限度基準額	要支援，要介護度別の支給限度基準額の範囲内において，他のサービスと組み合わせ	10 万円 ※要支援，要介護区分にかかわらず定額 ※同一支給限度額管理期間内（4/1～3/31 の 1 年間）は，用途および機能が著しく異なる場合，ならびに破損や要介護状態の変化等の特別の事情がある場合を除き，同一種目につき 1 回のみ支給
給付割合	サービス利用料の 9 割（注 1）	購入費の 9 割※
給付額	現に要した費用（実勢価格）	現に要した費用（実勢価格）

注 1 原則 9 割，所得に応じて，8 割，7 割支給
※固定用スロープ，歩行器，単点杖，多点杖は貸与と販売の選択制とする（2024 改正）

から 340 単位/日加算され，退院・退所日または認定日から起算して 1 カ月超 3 カ月以内の場合は，200 単位/日（2,000 円）加算となる。リハビリテーションマネジメントが行われていること，週 2 日以上，1 回 40 分以上の実施が前提である。この設定により，従来の訪問看護で PT・OT が行っていた 830 単位を一部超えることになった。なお，2004 年度に新設された「日常生活活動訓練費加算」（退所から 6 カ月以内，50 単位/日）は廃止となった。注目すべきは，2006 年度において，初めて ST が訪問リハビリテーションの職種に認められたことである。当事者をはじめ全国失語症友の会連合会，ST や多くの他職種や行政の方々の声の賜物であり，喜ばしい限りである。

2009 年度改正で訪問看護ステーションの管理者にリハ関係者がなることも可能となり，また，2006 年度改正で訪問看護 7 のリハの訪問回数が看護の 50％を超えてはならないという規定が撤回された。地域のニーズに応えるための当然の措置といえる。

第4章　介護保険とリハビリテーション　　67

表 4-4　介護保険法における住宅改修費の支給[13]

対象となる住宅改修の種類
給付の対象となる住宅改修は，現に要介護被保険者が居住する住宅について行われたものでなければなりません。 支給対象となる住宅改修は次のとおりです。 　①手すりの取付け 　②段差の解消 　③滑りの防止および移動の円滑化等のための床または通路面の材料の変更 　④引き戸等への扉の取替え 　⑤洋式便器等への便器の取替え 　⑥その他，給付対象となる住宅改修に付帯して必要となる工事 　⑦在宅改修「便器の位置変更，向きの変更」 　　（2015.4〜追加）
住宅改修費支給限度額基準について
支給限度額は，一住宅につき20万円とされています。この支給限度額の範囲内であれば，対象となる工事を複数回に分けて行った場合でも給付を受けることができます。また，同一市町村内であっても転居した場合，または身体状況が低下し要介護度が3段階以上重くなった（要介護1が要介護4以上等）場合は，再度給付が認められます。
自己負担金
自己負担金は，20万円までは1割負担となります。20万円を超える部分は，全額自己負担となります。
支給方法
支給対象の改修工事を行う前に事前申請を行い，工事を行った後，市町村に支給申請を行うことで支給されます（償還払）。申請の際には次の事項を記載した申請書を提出する必要があります。 　①住宅改修の内容，箇所，規模，施工業者名 　②住宅改修に要した費用 　③住宅改修着工日と完了日（市町村によっては，改修前後の写真を必要とする場合もある） なお申請書には，領収書のほか，住宅改修について専門的知識を有するものが作成した「理由書」を添付します。「理由書」は，介護支援専門員のほか，作業療法士や福祉住環境コーディネーター検定試験2級以上，またはこれに準ずる資格を有するものであれば作成できます。各市町村によって支給方法に違いがありますので，確認してください。

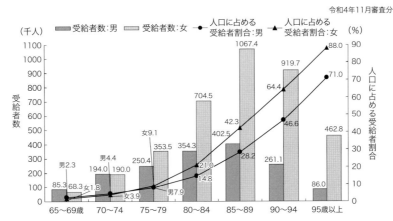

注：性・年齢階級別人口に占める受給者割合（％）＝性・年齢階級別受給者数／性・年齢階級別人口×100
　　人口は，総務省統計局「人口推計 平成28年10月1日現在（人口速報を基準とする確定値）」の総人口を使用した。

図 4-8　65歳以上における性・年齢階級別にみた受給者数及び人口に占める受給者数の割合（2022）[23]

表 4-5-1　サービス種類別にみた受給者数（介護予防サービス）（令和3年5月～令和4年4月）[23]

(単位：千人)

	年間累計受給者数[1]				年間実受給者数[2]			
	令和4年度	令和3年度	対前年度 増減数	対前年度 増減率	令和4年度	令和3年度	対前年度 増減数	対前年度 増減率
総　数	10 352.0	10 102.2	249.8	2.5%	1 184.7	1 144.3	40.4	3.5%
介護予防居宅サービス	10 165.8	9 903.4	262.4	2.6%	1 170.3	1 129.3	41.0	3.6%
訪問通所	9 463.0	9 200.7	262.3	2.9%	1 081.4	1 043.5	37.8	3.6%
介護予防訪問入浴介護	5.3	5.5	△ 0.2	△ 4.5%	1.2	1.3	△ 0.0	△ 3.5%
介護予防訪問看護	1 240.0	1 201.7	38.3	3.2%	166.8	159.7	7.1	4.4%
介護予防訪問リハビリテーション	308.6	295.7	12.9	4.4%	42.8	41.0	1.8	4.4%
介護予防通所リハビリテーション	2 103.6	2 091.9	11.7	0.6%	249.3	247.1	2.2	0.9%
介護予防福祉用具貸与	7 474.0	7 205.8	268.2	3.7%	855.7	817.8	37.9	4.6%
短期入所	101.0	100.0	1.1	1.1%	35.8	32.3	3.5	10.9%
介護予防短期入所生活介護	92.5	91.3	1.2	1.3%	32.5	29.2	3.3	11.4%
介護予防短期入所療養介護（老健）	8.4	8.4	△ 0.0	△ 0.2%	3.6	3.3	0.3	8.5%
介護予防短期入所療養介護（病院等）	0.1	0.2	△ 0.1	△ 38.3%	0.1	0.1	△ 0.0	△ 21.9%
介護予防短期入所療養介護（医療院）	0.1	0.1	0.0	6.2%	0.0	0.0	0.0	25.0%
介護予防居宅療養管理指導	832.0	797.3	34.7	4.4%	119.6	111.7	7.9	7.1%
介護予防特定施設入居者生活介護	383.0	396.3	△ 13.3	△ 3.4%	46.2	46.1	0.1	0.3%
介護予防支援	9 408.9	9 157.2	251.7	2.7%	1 090.4	1 051.8	38.6	3.7%
地域密着型介護予防サービス	159.6	164.4	△ 4.8	△ 2.9%	21.8	22.0	△ 0.2	△ 1.1%
介護予防認知症対応型通所介護	9.2	9.7	△ 0.5	△ 4.8%	1.5	1.5	△ 0.1	△ 3.5%
介護予防小規模多機能型居宅介護（短期利用以外）	136.8	140.0	△ 3.2	△ 2.3%	18.1	18.3	△ 0.2	△ 1.0%
介護予防小規模多機能型居宅介護（短期利用）	0.3	0.3	0.0	18.0%	0.2	0.2	0.0	14.7%
介護予防認知症対応型共同生活介護（短期利用以外）	13.3	14.5	△ 1.2	△ 8.3%	2.1	2.1	△ 0.0	△ 2.0%
介護予防認知症対応型共同生活介護（短期利用）	0.0	0.1	△ 0.0	△ 14.0%	0.0	0.0	0.0	△ 6.5%

注：1年間のうち介護予防サービスと介護サービスの両方を受けた者は，それぞれに計上される．
1)「年間累計受給者数」は，各年度とも5月から翌年4月の各審査月の介護予防サービス受給者数の合計であり，各審査月の受給者数には月の途中で要支援から要介護に変更になった者を含む．
2)「年間実受給者数」は，各年度とも4月から翌年3月の1年間において一度でも介護予防サービスを受給したことのある者の数であり，同一人が2回以上受給した場合は1人として計上している．ただし，当該期間中に被保険者番号の変更があった場合には，別受給者として計上している．

　2012年度改正で，医師の診察頻度の見直しがあり，指示を行う医師の診療日から3カ月以内（従来1カ月）となった（病院・診療所・介護老人保健施設）。また，訪問介護事業所との連携に対する評価が新設され，共に訪問して訪問介護計画を作成するうえで，必要な指導および助言を行った場合に評価されることになった。訪問介護側からは，訪問リハ専門職とともに訪問し，利用者の在宅における生活機能向上を図る観点から，両者の共同による訪問介護計画を作成することが評価される「生活機能向上連携加算」が新規で創設された。

　そして，2011年12月，厚生労働省は介護保険の訪問リハビリテーション事業所の開設主体について，東日本大震災の被災地に限り，医療機関や介護老人保健施設に限定せず，単独型も認める省令を施行した。東日本大震災復興特別区域法による特例措置で，被災地で医療・介護資源を効率的に活用するのが狙いである。被災地で「単独型訪問リハビリテーション事業所」を開設す

表 4-5-2　サービス種類別にみた受給者数（介護サービス）(令和3年5月～令和4年4月)[23]

(単位：千人)

	年間累計受給者数[1]				年間実受給者数[2]			
	令和4年度	令和3年度	対前年度 増減数	対前年度 増減率	令和4年度	令和3年度	対前年度 増減数	対前年度 増減率
総　数	55 528.2	54 749.7	778.5	1.4%	5 591.6	5 468.7	123.0	2.2%
居宅サービス	40 460.0	39 516.5	943.5	2.4%	4 326.5	4 201.6	124.9	3.0%
訪問通所	34 111.9	33 384.5	727.4	2.2%	3 760.4	3 651.8	108.5	3.0%
訪問介護	13 002.0	12 735.0	267.0	2.1%	1 576.8	1 530.2	46.6	3.0%
訪問入浴介護	837.8	830.0	7.8	0.9%	144.3	141.8	2.5	1.7%
訪問看護	7 360.4	6 907.7	452.7	6.6%	935.5	874.4	61.2	7.0%
訪問リハビリテーション	1 386.6	1 325.9	60.7	4.6%	181.7	176.1	5.6	3.2%
通所介護	13 874.7	13 700.2	174.5	1.3%	1 625.8	1 584.8	40.9	2.6%
通所リハビリテーション	4 976.9	4 987.0	△ 10.1	△ 0.2%	589.3	587.5	1.8	0.3%
福祉用具貸与	24 279.5	23 453.7	825.7	3.5%	2 822.6	2 710.1	112.5	4.2%
短期入所	3 881.7	3 877.4	4.3	0.1%	774.9	736.3	38.6	5.2%
短期入所生活介護	3 458.2	3 441.3	16.9	0.5%	677.1	639.0	38.1	6.0%
短期入所療養介護（老健）	439.0	448.9	△ 9.9	△ 2.2%	122.9	118.4	4.5	3.8%
短期入所療養介護（病院等）	8.3	10.3	△ 2.0	△ 19.0%	1.9	2.3	△ 0.4	△ 18.8%
短期入所療養介護（医療院）	3.4	3.2	0.2	7.1%	0.9	0.9	0.1	7.9%
居宅療養管理指導	11 822.2	11 032.9	789.4	7.2%	1 419.4	1 314.3	105.1	8.0%
特定施設入居者生活介護（短期利用以外）	2 802.8	2 712.2	90.7	3.3%	314.1	298.4	15.7	5.3%
特定施設入居者生活介護（短期利用）	9.5	7.0	2.5	35.1%	3.8	2.8	1.0	35.6%
居宅介護支援	34 811.0	34 129.7	681.4	2.0%	3 895.2	3 790.9	104.3	2.8%
地域密着型サービス	10 929.6	10 751.7	177.9	1.7%	1 248.3	1 213.4	34.9	2.9%
定期巡回・随時対応型訪問介護看護	443.5	404.8	38.7	9.6%	57.7	51.5	6.2	12.0%
夜間対応型訪問介護	88.8	88.5	0.3	0.4%	12.8	12.6	0.2	1.3%
地域密着型通所介護	5 013.6	4 892.3	121.3	2.5%	607.8	587.1	20.7	3.5%
認知症対応型通所介護	593.9	610.0	△ 16.1	△ 2.6%	74.9	75.2	△ 0.2	△ 0.3%
小規模多機能型居宅介護（短期利用以外）	1 238.6	1 242.9	△ 4.3	△ 0.3%	147.9	147.0	0.9	0.6%
小規模多機能型居宅介護（短期利用）	5.7	4.8	0.9	19.0%	2.9	2.4	0.5	23.2%
認知症対応型共同生活介護（短期利用以外）	2 559.7	2 550.7	9.0	0.4%	269.8	265.1	4.7	1.8%
認知症対応型共同生活介護（短期利用）	5.8	4.8	0.9	19.5%	2.5	2.2	0.3	13.5%
地域密着型特定施設入居者生活介護（短期利用以外）	98.5	98.2	0.3	0.3%	11.1	10.8	0.3	2.6%
地域密着型特定施設入居者生活介護（短期利用）	0.3	0.2	0.1	29.7%	0.2	0.1	0.0	21.3%
地域密着型介護老人福祉施設入所者生活介護	767.0	761.3	5.6	0.7%	83.4	81.7	1.7	2.1%
複合型サービス（看護小規模多機能型居宅介護・短期利用以外）	230.8	204.6	26.2	12.8%	30.9	27.6	3.3	11.8%
複合型サービス（看護小規模多機能型居宅介護・短期利用）	3.4	2.6	0.8	30.1%	1.7	1.4	0.3	22.0%
施設サービス	11 593.8	11 642.1	△ 48.3	△ 0.4%	1 329.2	1 308.5	20.8	1.6%
介護福祉施設サービス	6 838.7	6 826.9	11.8	0.2%	743.5	724.2	19.3	2.7%
介護保健施設サービス	4 188.3	4 241.9	△ 53.6	△ 1.3%	553.4	552.1	1.3	0.2%
介護療養施設サービス	89.7	151.1	△ 61.4	△ 40.6%	13.2	22.5	△ 9.3	△ 41.2%
介護医療院サービス	513.5	458.8	54.7	11.9%	68.5	61.3	7.2	11.7%

注：1年間のうち介護予防サービスと介護サービスの両方を受けた者は，それぞれに計上される。
　1）「年間累計受給者数」は，各年度とも5月から翌年4月の各審査月の介護サービス受給者数の合計であり，各審査月の受給者数には月の途中で要支援から要介護に変更になった者を含む。
　2）「年間実受給者数」は，各年度とも4月から翌年3月の1年間において一度でも介護サービスを受給したことのある者の数であり，同一人が2回以上受給した場合は1人として計上している。ただし，当該期間中に被保険者番号の変更があった場合には，別受給者として計上している。

表 4-6　施設・事業所数（基本票）[24]

各年10月1日現在

	令和4年 (2022)	令和3年 (2021)	対前年 増減数	対前年 増減率（％）
介護保険施設				
介護老人福祉施設	8 494	8 414	80	1.0
介護老人保健施設	4 273	4 279	△ 6	△ 0.1
介護医療院	730	617	113	18.3
介護療養型医療施設	300	421	△ 121	△ 28.7
介護予防サービス事業所				
介護予防訪問入浴介護	1 547	1 483	64	4.3
介護予防訪問看護ステーション	14 445	13 221	1 224	9.3
介護予防通所リハビリテーション	8 148	8 225	△ 77	△ 0.9
介護予防短期入所生活介護	11 325	11 256	69	0.6
介護予防短期入所療養介護	4 867	4 966	△ 99	△ 2.0
介護予防特定施設入居者生活介護	5 273	5 174	99	1.9
介護予防福祉用具貸与	7 779	7 648	131	1.7
特定介護予防福祉用具販売	7 772	7 636	136	1.8
地域密着型介護予防サービス事業所				
介護予防認知症対応型通所介護	3 390	3 445	△ 55	△ 1.6
介護予防小規模多機能型居宅介護	5 107	5 145	△ 38	△ 0.7
介護予防認知症対応型共同生活介護	13 745	13 703	42	0.3
介護予防支援事業所（地域包括支援センター）	5 331	5 280	51	1.0
居宅サービス事業所				
訪問介護	36 420	35 612	808	2.3
訪問入浴介護	1 709	1 705	4	0.2
訪問看護ステーション	14 829	13 554	1 275	9.4
通所介護	24 569	24 428	141	0.6
通所リハビリテーション	8 234	8 308	△ 74	△ 0.9
短期入所生活介護	11 875	11 790	85	0.7
短期入所療養介護	4 969	5 068	△ 99	△ 2.0
特定施設入居者生活介護	5 760	5 610	150	2.7
福祉用具貸与	7 927	7 770	157	2.0
特定福祉用具販売	7 800	7 657	143	1.9
地域密着型サービス事業所				
定期巡回・随時対応型訪問介護看護	1 255	1 178	77	6.5
夜間対応型訪問介護	223	221	2	0.9
地域密着型通所介護	19 394	19 578	△ 184	△ 0.9
認知症対応型通所介護	3 701	3 753	△ 52	△ 1.4
小規模多機能型居宅介護	5 570	5 614	△ 44	△ 0.8
認知症対応型共同生活介護	14 139	14 085	54	0.4
地域密着型特定施設入居者生活介護	361	365	△ 4	△ 1.1
複合型サービス（看護小規模多機能型居宅介護）	901	817	84	10.3
地域密着型介護老人福祉施設	2 502	2 474	28	1.1
居宅介護支援事業所	38 538	39 047	△ 509	△ 1.3

注：複数のサービスを提供している事業所は，各々に計上している。

るためには，病院や診療所，介護老人保健施設と密接に連携したうえで，適切なサービスを提供するために十分な数のPTやOT，STを確保する必要がある。これ以外の設備基準や運営基準については，通常の訪問リハビリ事業所の基準が適用される。対象になるのは，被災した11道県の222市町村。各道県が作成した復興推進計画を内閣総理大臣が認めれば，その内容に応じて特例措置が適用される。この特例が，222市町村とかなり広い範囲で適用されるので，これが全国に広がる可能性がある。東日本大震災復興特別区域法（2011年12月26日）には，設立主体に，多様な法人（株式会社，有限会社，NPO法人等）と記され，訪問看護ステーションと同じ位置づけとなった。関係団体にとり悲願である「訪問リハビリテーション・ステーション」の設置は2018年段階では認められていないが，この特例がどのように広がっていくのか注視したい。

2015年度改正では，生活行為向上リハビリテーションの推進が図られることになり，訪問リハと通所リハを組み合わせることを可能とする，「生活行為向上リハビリテーション実施加算」が新設された。実効あるものにするため，訪問リハと通所リハが共同で「リハビリテーション会議」を開催することとなった[25]。

2018年度改正で，指定訪問リハビリテーション事業における訪問リハビリテーション費が302単位/回が290単位/回（訪問看護ステーションでは296単位/回）に軽減されたが，医師の詳細な指示が条件でリハビリテーションマネジメント加算（Ⅰ）が，60単位/月から230単位/月に増額された。また，リハビリテーション会議への医師の参加要件を見直したり，医師の代わりに指示を受けたPT・OTまたはSTによるリハビリテーション計画の利用者等への説明や同意を得ること，その結果を医師に報告すること，データの提出等の変更があり，リハビリテーションマネジメント加算（Ⅱ）が280単位/月（新設），（Ⅲ）が150単位/月を320単位/月へ，（Ⅳ）が420単位/月（3カ月に1回データの提出）へ増額となった。社会参加支援加算は現行通り17単位/日である。また，専任常勤医師の配置を必須化した。そして，今回新設となった介護医療院が訪問リハビリテーションを提供することを可能とした（290単位/回，新設）[26,27]。

2024年度改正で，指定訪問リハビリテーション事業所における訪問リハビリテーション費が294単位/回（前回293単位），病院・施設・介護医療院からの訪問リハビリテーション費が308単位/回（前回度307単位）となった。指定訪問リハビリテーション事業所における訪問リハビリテーション費について，看護職件数がリハビリテーション職件数より同じか少なければ，8単位減算となった（**表4-9**）[22]。

2）通所リハビリテーション（デイケア）におけるリハビリテーション訓練

2000年4月から行われていた集団リハビリテーションと個別リハビリテーション実施計画書に基づく，PT・OTまたはSTの「個別リハビリテーション加算」（1年超100単位，1年以内130単位/日加算，2004年新設）は廃止され，2006年度から個別リハビリテーション計画書を策定し，介護の工夫等の情報の伝達を行う多職種協働を推進することにより，「リハビリテーションマネジメント加算」が20単位/日認められ，さらに訪問リハと同様，「短期集中リハビリテーション実

施加算」が新設された。しかし，2009年度改定で「リハビリテーションマネジメント加算」が230単位/月に変更となった。加算は3段階あり，退院・退所または認定日から1カ月以内の場合は，280単位/日，退院・退所または認定日から1カ月超3カ月以内の場合は，140単位/日，退院・退所または認定日から3カ月超の場合は，80単位/日となった。この背景には，病院の入院期間の短縮のために，不十分な状態での退院者があり，手をかけなければ，介護の必要な状態になりうる危機の回避がある。さらには，退院後に手をかけることで，在宅等でのADL自立度を上げることができるとの判断があったものと考えられる。さらに，2009年度には，通所リハビリテーション（1時間以上2時間未満）が新規で始まった。医療・介護の連携を一歩進めたものである。連携を進めるために，特定の病院・診療所については，介護保険の通所リハビリテーションを行えるよう「みなし指定」を行うことになった。

　2012年度改正で，通所リハビリテーションの機能を明確化し，医療保険からの円滑な移行を促進するため，個別リハビリテーションの実施について重点的に評価を行うとともに，長時間の通所リハビリテーションについては適正化を行う。すなわち，減額する。また，リハビリテーションマネジメント加算の要件が見直され，利用開始後1カ月までの間に利用者の居宅を訪問し，居宅でのADL能力の維持・向上に資するリハビリテーション提供計画を策定することとなった。

　2015年度改正で，生活行為向上リハビリテーションの推進が図られることになり，訪問リハと通所リハを組み合わせることを可能とする，「生活行為向上リハビリテーション実施加算」が新設された。実効あるものにするため，訪問リハと通所リハが共同で「リハビリテーション会議」を開催することとなった[25]。

　2018年度改正で，基本報酬は，介護予防通所リハビリテーションとともに，若干減額となった。また，医師の指示を明確化することで，リハビリテーションマネジメント加算（Ⅰ）が，230単位/月から330単位/月に増額された。また，リハビリテーション会議への医師の参加要件を変更したり，医師の代わりにPT・OT・STによるリハビリテーション計画書の利用者等への説明や同意を得ること，その結果を医師に報告すること，データの提出等で，リハビリテーションマネジメント加算（Ⅱ）が6カ月以内850単位/月（新設），6カ月以降530単位/月（新設），（Ⅲ）が6カ月以内1,120単位/月，6カ月以降800単位/月，（Ⅳ）が6カ月以内1,220単位/月（新設），6カ月以降900単位/月（新設）となった。社会参加支援加算は要件を厳しくして現行12単位/日のままとした。さらに，3時間以上サービス提供を手厚くした場合には，リハビリテーション提供体制加算を新設した。一方，介護予防通所リハビリテーションにおいて，医師の指示の明確化等を条件に，リハビリテーションマネジメント加算330単位/月（新設）となった。また，生活行為向上リハビリテーション実施加算が新設され，3カ月以内900単位/月（新設），3カ月以上450単位/月（新設）とした。そして，今回新設となった介護医療院が通所リハビリテーションを提供することを可能とした（新設）。通所リハビリテーションの基本報酬と同単位である[26],[27]。

　2024年度改正で，医療機関のリハビリテーション計画書の受け取りが義務化した。医療・介護

の連携をさらに促進するものである．そして，介護予防リハビリテーションと同様に，運動機能向上，口腔機能向上，栄養向上の一体的取り組みの推進を目的として，選択的サービス複数実施加算が始まった．また，リハビリテーションマネジメント加算は簡素化された（**表 4-9**）[22]．

3）介護老人保健施設におけるリハビリテーション

常勤 PT または OT を 1 名以上配置し，PT，OT または ST を入所者数を 50 で除した数以上を配置し，個別リハビリテーション実施計画を作成し，実施した場合に加算（30 単位/日加算，2004 年度改正）があったが廃止され，新たに 2006 年度，通所リハと同様に「リハビリテーションマネジメント加算」が 25 単位/日認められ，さらに「短期集中リハビリテーション実施加算」が入所後 3 カ月以内に 60 単位/日が新設された．これは，在宅復帰率がきわめて低い利用者の，早期在宅への動きを加速させるねらいがあるものと考える．

2012 年度改正で，介護老人保健施設の在宅復帰支援機能の強化が指針としてだされ，新規に加算（21 単位/日）がついた．また，短期集中リハビリテーション加算で見直しがあり，入所中に状態が悪化し，医療機関に短期入院した後，再度入所した場合の必要な集中的なリハビリテーションを評価することになった．そして，地域連携パスの評価が新規に加算（300 単位/日）として認められた．

2015 年の改正で，生活行為向上リハビリテーションの推進が図られることになり，短期集中個別リハビリテーションと認知症短期集中リハビリテーションにおいて，かける時間の拡大と集団リハビリテーションの導入が可能となった[25]．

4）介護療養型医療施設

「リハビリテーションマネジメント加算」が 25 単位/日，「短期集中リハビリテーション実施加算」が入所後 3 カ月以内の 60 単位/日，2009 年に 240 単位/日に含まれることになった．さらに，「リハビリテーション体制強化加算」が，35 単位/回新設された．これは，理学療法，作業療法または言語聴覚療法を算定している施設で，PT，OT または ST を 1 名以上加配した場合に算定できる．しかし，2009 年度改定で，理学療法Ⅰは 123 単位/回，理学療法Ⅱは 73 単位/回，作業療法は 123 単位/回，言語聴覚療法は 203 単位/回，摂食機能療法は 208 単位/日となり，2006 年度より PT と OT は減少し，ST は伸びた．また，2009 年度に集団コミュニケーション療法が新規で始まった．50 単位/回である．

厚生労働省は 2011 年度末に介護療養型医療施設を廃止し，他の介護保険施設へ転換する方針を明らかにしていたが，転換が思うように進まず，廃止を 6 年間延長し 2017 年まで存続を決めた．しかし，ニーズが高いため，さらに法改正（2017 年 6 月公布）で 2017 年度末からさらに 6 年間延長が決まった．

2018 年 4 月の改正で，転換の一つとして「介護医療院」が創設された．要介護者に対し，長期的な医療と介護のニーズを併せ持つ高齢者を対象とし，「日常的な医学管理」や「看取りやターミナルケア」等の医療機能と「生活施設」としての機能とを兼ね備えた施設である（介護保険法の

(定義)（介護保険法第8条第29項）
　介護医療院とは，要介護者であって，主として長期にわたり療養が必要である者に対し，施設サービス計画に基づいて，療養上の管理，看護，医学的管理の下における介護及び機能訓練その他必要な医療並びに日常生活上の世話を行うことを目的とする施設。

(基本方針)
第二条　介護医療院は，<u>長期にわたり療養が必要である者</u>に対し，施設サービス計画に基づいて，<u>療養上の管理，看護，医学的管理の下における介護及び機能訓練その他必要な医療並びに日常生活上の世話を行うこと</u>により，その者がその有する能力に応じ自立した日常生活を営むことができるようにするものでなければならない。

(介護医療院の人員，施設及び設備並びに運営に関する基準（平成30年厚生省令第5号))

○医療の必要な要介護高齢者の<u>長期療養・生活施設</u>

(参考1）介護老人福祉施設の定義
　老人福祉法第二十条の五に規定する特別養護老人ホーム（入所定員が三十人以上であるものに限る。以下この項において同じ。）であって，<u>当該特別養護老人ホームに入所する要介護者</u>に対し，施設サービス計画に基づいて，<u>入浴，排せつ，食事等の介護その他の日常生活上の世話，機能訓練，健康管理及び療養上の世話</u>を行うことを目的とする施設

(参考2）介護老人保健施設の定義
　要介護者であって，<u>主としてその心身の機能の維持回復を図り，居宅における生活を営むことができるようにするための支援が必要である者</u>（その治療の必要の程度につき厚生労働省令で定めるものに限る。以下この項において単に「要介護者」という。）に対し，施設サービス計画に基づいて，<u>看護，医学的管理の下における介護及び機能訓練その他必要な医療並びに日常生活上の世話</u>を行うことを目的とする施設として，第九十四条第一項の都道府県知事の許可を受けたもの

図 4-9　介護医療院の概要[28]（2018年度創設）

もとにあるが，医療は提供するため，医療法の医療提供施設にする）[27],[28]（図 4-9）。

　そして，延長を繰り返してきたが2024年3月31日をもって正式に介護療養型医療施設は廃止となった。

5）介護予防サービス

　2006年度新設の「新予防給付」に基づく「介護予防サービス」において，PT・OT・STは，運動機能向上（225単位），口腔ケア（100単位），創作活動（81単位）等の機能訓練等に関与することになる。

　2015年度改正で，介護予防の推進が強調された。日常生活の活動を高め，家庭や社会への参加を促し，それによって一人ひとりの生きがいや自己実現のための取り組みを支援し，QOLの向上を目指すとした。具体的には，地域支援事業の中に，新たに「介護予防・日常生活支援総合事業（以下，総合事業）」を創設し，要支援1，2の一部の介護保険サービス項目を移行する形をとることとなった。地域支援事業の中に創設された総合事業は，「介護予防・生活支援サービス事業（サービス事業）」と「一般介護予防事業」とで構成されている。2017年から完全移行となったため，全国の事業所でサービスが開始された。

　そして，2018年度の一部改正で，「新しい介護予防・日常生活支援総合事業」が市町村で実施されることとなった。生活支援コーディネーター（地域支え合い推進員）の配置が創設された。

表 4-7 福祉用具貸与 種目別・要介護度別件数（令和6年2月審査分）[29]

	介護予防サービス			介護サービス				
	総数	要支援1	要支援2	要介護1	要介護2	要介護3	要介護4	要介護5
総数	10 896.1	452.4	994.8	1 377.7	2 922.4	2 136.6	1 845.9	1 166.3
車いす	820	11.1	30.9	50.6	172.9	183.8	217.8	153.1
車いす付属品	263.3	4.1	11.2	12.6	41.5	50.1	75.6	68.3
特殊寝台	1 064.6	6.9	25.3	51	348.8	256	225.2	151.5
特殊寝台付属品	3 253.1	19.8	73.4	152.6	1037.1	796.9	715.7	457.7
床ずれ防止用具	252.1	0.4	1.8	5.4	30.5	39.5	77.3	97.1
体位変換器	85.5	0	0.2	0.5	3.2	6.1	23.5	52.1
手すり	3 177.9	251.1	506.6	721.1	815.4	504.1	295.6	84.1
スロープ	526	20.7	57.7	75.6	112.9	97	99.1	63.1
歩行器	1 042.4	106.5	217.7	234.2	260	137.6	69.8	16.7
歩行補助つえ	318.7	31.6	68.2	69.7	81.9	41.8	20.5	4.9
認知症老人徘徊感知機器	40.5	0	0	1.9	6.3	12.6	13.7	5.9
移動用リフト	51.7	0.4	1.8	2.6	11.9	11.1	12.1	11.8
自動排泄処理装置	0.4	0	0	0	0.1	0.1	0.1	0.1

＊千件

6）福祉用具貸与・居宅介護住宅改修

福祉用具貸与・居宅介護住宅改修においては，PT・OT は，本人，家族，介護支援専門員と共に適切な福祉用具，適切な住宅改修に関与することが必要である。**表4-7** は令和6年2月の福祉用具貸与種目別・要介護度別件数[29]である。

7．介護支援専門員（ケアマネジャー）の役割

介護保険制度における要の役割をもつのが介護支援専門員である（平成九年法律第百二十三号）。介護保険法第七十九条第二項第二号および第二百四条に規定されている[14]。

介護支援専門員（ケアマネジャー）になるためには，居住する都道府県で介護支援専門員実務研修受講試験を受け，合格すると介護支援専門員実務研修を受講し，修了後，知事が資格を認定する。合格率は各県で異なるが，合格率は全国平均で 19.19％（第17回，2014年度；受験者数174,728人，合格者数33,533人）である。資格対象は，医療・保健・福祉の分野で働く医師，歯科医師，看護師，保健師，PT，OT，社会福祉士，精神保健福祉士，介護福祉士，薬剤師，あん摩マッサージ指圧師，はり師，きゅう師，栄養士，視能訓練士，柔道整復師など国家資格を有するもので，その分野で5年以上従事していることが条件である。

介護支援専門員の役割は，利用者の委託を受けての評価(アセスメント)，居宅サービス計画(ケアプラン)の立案，利用者との契約，職種調整，実施，再評価，計画の修正，福祉用具の調整，住宅改修の修正，新たなサービスの開拓と立案などである。介護保険サービス以外に横出しサービス＊や，ボランティア，老人保健法に基づく機能訓練事業などの保健事業の利用など，利用者

の立場に徹底的に立ち，公平で，信頼を得，秘密を保持する高い倫理観が要求される．PT，OT，STは，介護支援専門員として適した資質をもつ職種である．なぜならば，医療，保健，福祉に精通し，何よりも生活を重視する立場に立って役割を果たすことが可能な職種であるからである．

　＊横出しサービス：「上乗せサービス」が介護保険の限度額を超えたサービスを市区町村が独自に介護保険に給付するのに対し，「横出しサービス」とは介護保険にないサービスを市区町村が第1号被保険者の保険料を財源とし，独自に給付するもの．例として，買い物の同行，配食サービス等．

2005年の介護保険法改正で，「新予防給付」対象者の評価とプログラム作成は，従来の介護支援専門員ではなく，新設の地域包括支援センターの主任介護支援専門員が行うことになった．

Ⅳ．介護保険法改正（2005年度）による制度見直しの具体的内容[30]

　介護保険法には，5年ごとの制度見直しが法令で定められている．最初の見直しである2005年度の介護保険改正案は，2月に国会に提出され，6月に国会を通り，10月および2006年4月に施行となった．

　なぜ改正となったのか，その理由と新たな制度および課題について述べる．

　改正の最大の理由は，介護保険サービス対象者の急増に伴う保険財政の悪化である．

　要介護認定者数は，施行時2000年4月（65歳以上被保険者数2,165万人）の218万人から2002年10月に329万人（2,357万人），2005年6月に417万人（2,524万人）となり，開始から2年半で111万人（51％）増加し，さらに2年で88万人増加した．介護保険の総費用の推移は，2000年度3.6兆円，2001年度4.6兆円，2002年度5.2兆円，2005年度6.4兆円と年々伸びている（図4-10）．区分別にみると，特に要支援・要介護度1の認定を受けたものが，施行時合わせて84.2万人が，4年後には187万人と急増し，390万人のうち47.9％を要支援・要介護度1が占め，介護保険料が急増したため，2005年度改正で「新介護給付」導入の直接の要因となった（図4-11）[18]．「新介護給付」導入のもう一つの要因は，要支援，要介護度1の重度化である．さまざまな介護予防の手立てをしても有効でなかったことが明らかになったのである．そこで，市区町村が主体となって，元気高齢者から，虚弱高齢者，介護保険非該当者を含めた，一貫性のある「介護予防重視型システム」の構築を目指したことが法改正のポイントといえる．

　次の大きな要因は，居宅サービスと施設サービスのアンバランスの是正を図る必要に迫られたことである．居宅サービス利用者数は，2000年4月の97万人に対し，2004年1月で223万人と2.28倍であるのに対し，施設サービス受給者は，2000年4月の52万人に対し，2004年4月で74万人で42％増（全体の31％）である．しかし，施設サービス受給者は数は少ないが，介護給付費は居宅サービスに比べて多く，割合は2004年1月で，居宅46％，施設54％であった．また，入所待機者が多いため，2003年4月の中間見直しで施設保険料は4％減となり，さらに2005年度改正（2005年10月施行）で，介護保険3施設（介護特別養護老人ホーム，介護老人保健施設，介護療養型医療施設）の居住費（部屋代，光熱費，水道代）と食費を原則自己負担とし，在宅生活者

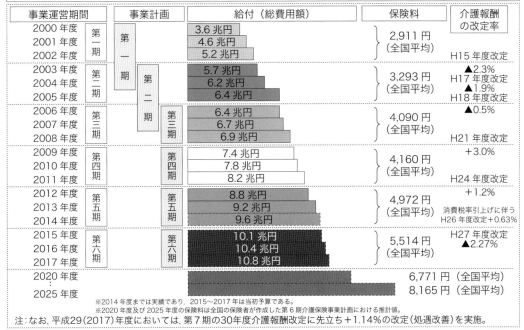

図 4-10 介護給付と保険料の推移[26),27)]

との格差を小さくした。また，在宅で生活する中等度以上の要介護者に対し，地域密着型サービスを創設した。財政面からも，自宅で介護をする方向にさらに舵を切ることを国は目指している。

1．基本的な視点

(1)『予防重視型システム』への転換を図るため，介護予防・リハビリテーションを推進する。
(2) 中・重度者への支援強化。
(3) 地域包括ケア・認知症ケアの確立。
(4) サービスの質の向上。
(5) 医療と介護の機能分担・連携の強化。

2．制度見直しの具体的内容

1）予防重視型システムへの転換

介護保険制度を維持するために，予防重視型システムを構築する（**図4-12**）。具体的には，
(1)「新予防給付」の創設：軽度者を対象者とする新たな予防給付を創設。

78

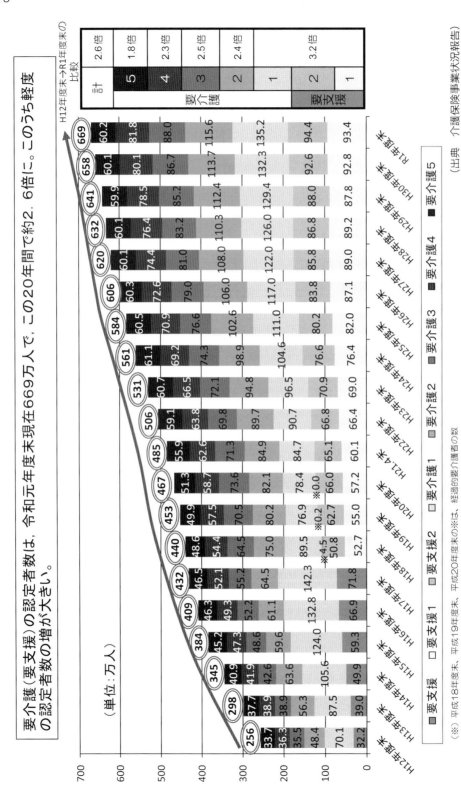

図 4-11 要介護度別認定者数の推移[18]

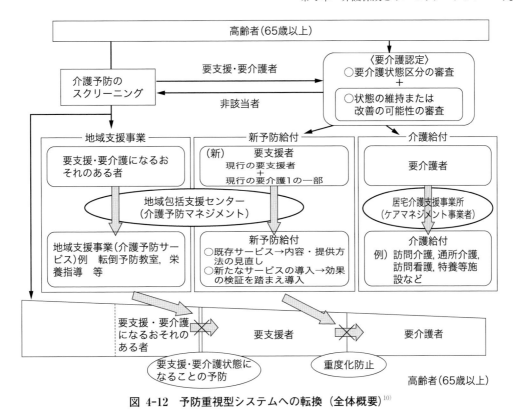

図 4-12 予防重視型システムへの転換（全体概要）[10]

　新予防給付のマネジメントは,「地域包括支援センター」の保健師等が中心で行われる．本人の「生活主体」にマネジメントを行い,本人の可能性を最大に引き出す．「廃用症候群」予防の観点から,日常生活の活性化を行いやすい「通所系サービス」を中心にメニューを用意する．介護報酬が設定（包括）され,目標の達成に応じた介護報酬評価が行われる．

　介護予防のための通所系サービスのメニューは,従来の基本的な日常生活上の支援に加え,「生活行為向上」を共通的なサービスとし,選択サービスとして,①〜③がある（図4-13）[31]．

　①運動器の機能向上：筋力向上トレーニングを中心に,PT,OT,看護職員,機能訓練指導員,経験のある介護職員等が実施する．機器を用いるものは,週1,2回程度で3カ月,機器を用いないものは,週1,2回程度で6カ月を1クールとして実施し,看護師を中心に安全管理し,目標の達成度を評価,再アセスメントを行う．

　②栄養改善：低栄養状態のおそれのある要支援者に管理栄養士を中心に栄養改善計画を立てて6カ月を目安に実施する．

　③口腔機能の向上：口腔機能低下のおそれのある要支援者に対して,歯科衛生士等が利用者の改善計画を立て,口腔機能向上の教育,口腔清掃の指導・実施,摂食・嚥下機能に関する訓練を実施し,目標の達成度の口腔内の変化を評価する．

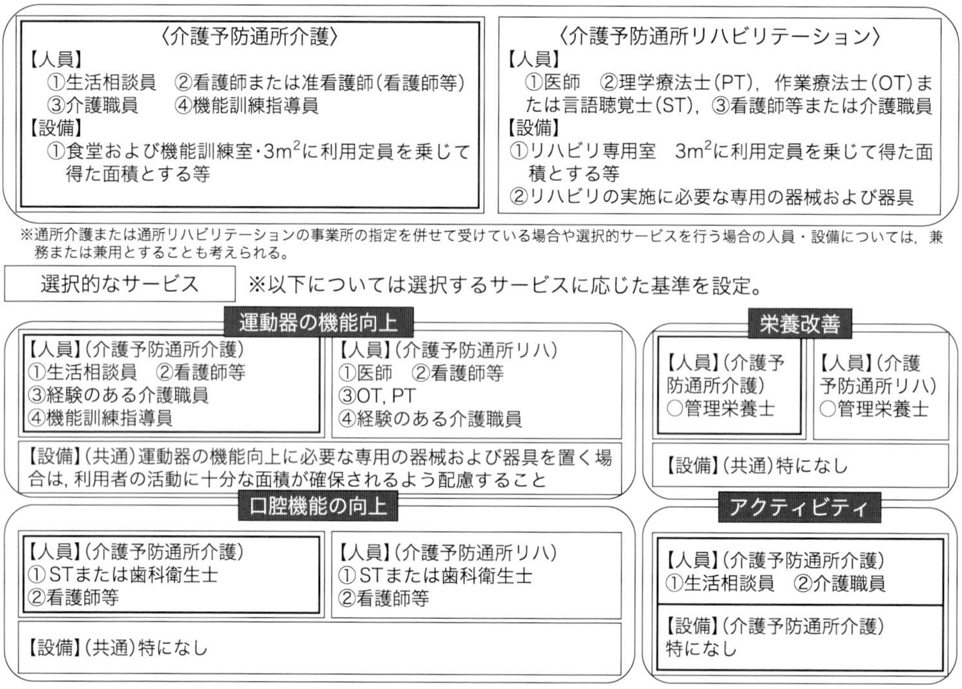

```
┌─────────────────────────────────────────┐ ┌─────────────────────────────────────────┐
│          〈介護予防通所介護〉              │ │     〈介護予防通所リハビリテーション〉      │
│ 【人員】                                  │ │ 【人員】                                  │
│  ①生活相談員 ②看護師または准看護師(看護師等)│ │  ①医師 ②理学療法士(PT),作業療法士(OT)ま  │
│  ③介護職員  ④機能訓練指導員              │ │  たは言語聴覚士(ST),③看護師等または介護職員│
│ 【設備】                                  │ │ 【設備】                                  │
│  ①食堂および機能訓練室・3m²に利用定員を乗じて│ │  ①リハビリ専用室 3m²に利用定員を乗じて得た面│
│   得た面積とする等                        │ │   積とする等                              │
│                                         │ │  ②リハビリの実施に必要な専用の器械および器具│
└─────────────────────────────────────────┘ └─────────────────────────────────────────┘
```
※通所介護または通所リハビリテーションの事業所の指定を併せて受けている場合や選択的サービスを行う場合の人員・設備については，兼務または兼用とすることも考えられる。

| 選択的なサービス | ※以下については選択するサービスに応じた基準を設定。|

運動器の機能向上

【人員】(介護予防通所介護)	【人員】(介護予防通所リハ)
①生活相談員 ②看護師等 ③経験のある介護職員 ④機能訓練指導員	①医師 ②看護師等 ③OT, PT ④経験のある介護職員

【設備】(共通)運動器の機能向上に必要な専用の器械および器具を置く場合は，利用者の活動に十分な面積が確保されるよう配慮すること

栄養改善

【人員】(介護予防通所介護)	【人員】(介護予防通所リハ)
○管理栄養士	○管理栄養士

【設備】(共通)特になし

口腔機能の向上

【人員】(介護予防通所介護)	【人員】(介護予防通所リハ)
①STまたは歯科衛生士 ②看護師等	①STまたは歯科衛生士 ②看護師等

【設備】(共通)特になし

アクティビティ

【人員】(介護予防通所介護)
①生活相談員 ②介護職員

【設備】(介護予防通所介護)
特になし

※介護予防通所介護は2017年末で終了。

図 4-13 介護予防通所介護・介護予防通所リハビリテーションの人員・設備基準のイメージ[31]

(2)「地域支援事業」(**図 4-14**) の創設：従来の「老人保健事業（65歳以上）」「介護予防・地域支え合い事業」「在宅介護支援センター運営事業」を再構築して，2006年4月からすべての市区町村で実施される事業である。

「地域支援事業」は，地域で介護予防を推進するとともに，地域におけるケアマネジメント機能を強化することを目的に，事業は，

①介護予防事業

②包括的支援事業

③その他の任意事業，で構成されている。

①，②は「地域包括支援センター」で扱う（**図 4-15**）。対象は，第1号被保険者（65歳以上）である。65歳以上の高齢者から対象者を選ぶ（特定高齢者把握事業）。介護予防事業については，元気高齢者を対象者とした介護予防一般高齢者施策（ポピュレーションアプローチ）と，特定高齢者を対象とした介護予防特定高齢者施策（ハイリスクアプローチ）に分けて行われる。

2）施設給付等の見直し

居住費・食費の見直し：居宅介護サービスとの公平性を保つために，今まで保険給付の対象としていたのをはずし，自己負担とする。ただし，所得により負担の軽減を行う（2005年10月施

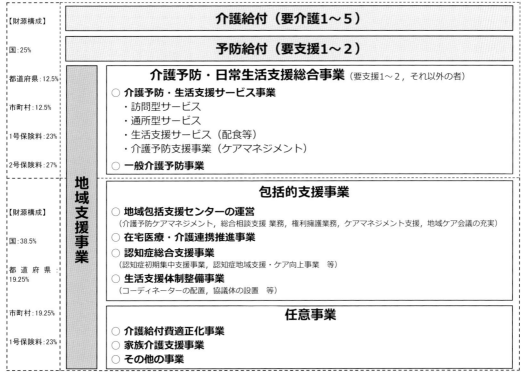

図 4-14 介護保険給付・地域支援事業の全体像[18]

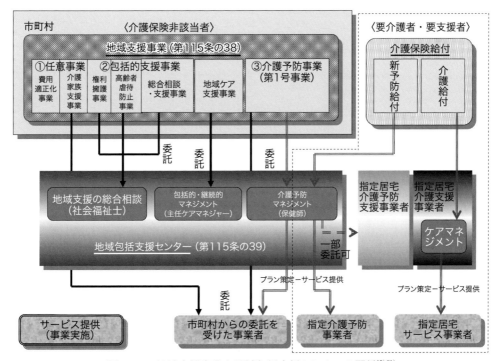

図 4-15 地域支援事業と地域包括支援センターの関係[15),31)]

行)。

3) 新たなサービス体系の確立

(1) 中・重度者への支援強化，認知症ケアの確立のために，「地域密着型サービス」を創設。

身近な地域で柔軟なサービス提供ができるように，「夜間対応型訪問介護」，「認知症対応型通所介護」，「小規模多機能型居宅介護」，「認知症対応型共同生活施設（グループホーム）」，「地域密着型特定施設入居者生活介護（29名以下）」，「地域密着型介護老人福祉施設生活介護（29名以下）」などの「地域密着型サービス」の6種類を創設し，市区町村が主体に整備する仕組みを導入する。利用者の状況や希望により，「訪問」，「通い」，「泊まり」のサービスを組み合わせて利用できる。

(2) 地域包括ケアの確立のために「地域包括支援センター」*を創設。

地域支援事業のうち，地域における，

①総合的相談窓口・権利擁護

②「介護予防支援事業」（新予防給付の介護予防マネジメント）

③包括的・継続的マネジメント（ケアマネジメントへの支援）の「包括的支援事業」等を，地域において一体的に実施する中核拠点として，人口2～3万に1カ所を目安に設置する（図4-15）。

中核スタッフは，保健師または経験のある看護師，社会福祉士，主任ケアマネジャーで，市区町村の直轄でも，在宅介護支援センター設置者等の法人に委託することができる。また，市区町村は，「包括支援センター運営協議会」を設置し，地域包括支援センターの中立性と透明性を高めることを求められる。

　＊この「地域包括支援センター」は2025年を目指しての「地域包括ケアシステム」構築への中心的役
　　割を担うことが期待されている。

(3) 居住系サービスの充実。

4) 負担のあり方，制度運営の見直し

(1) 第1号保険料の見直し。

低所得者に対する保険料負担の軽減を図る。

(2) 要介護認定の見直し。

従来の「要支援」1区分，「要介護」5区分を，「要支援」2区分，「要介護」5区分に変更する。

(3) 市区町村の保険者機能の強化。

市区町村長の事業所への調査権限を強化する。

5) 介護療養病床の転換

平成18年度の医療制度改革関連法により，医療保険適用の医療介護療養病床（23万床）と介護保険適用の介護療養病床（15万床）の病床転換を図り，2011年度までに「介護療養型医療施設の廃止」をし，15万床に減らす。他は，老人保健施設等（特別養護老人ホーム，有料老人ホーム，ケアハウス，地域密着型サービス）への転換を図るとした。しかしその後，高齢者人口の伸びと，早期のリハビリテーションを重視する観点から，各都道府県の意見を聞いた結果，介護療

養病床を20万床残し，うち2万床をリハビリテーション用に存続を決めた。そして，「介護療養病床」を転換して創設する「介護療養型老人保健施設」の設置基準や介護報酬が決まり「介護難民」の受け入れ先となる見通しが立ったと言われているが，現実的には転換は遅れ，施設入所待ちの人数は増加しており，「介護難民」がすでに多数あらわれている現状にあり，再度の見直しが求められている（平成20年3月）。その後も転換が進まない現状を厚労省も認め，2017年度末まで存続を発表したが，さらに6年間の延長を認めた（2023年3月末）。

6）その他
(1)「痴呆」の名称を「認知症」に変更する。
(2) 養護老人ホーム，在宅介護支援センターにかかわる規定の見直し。

　2009年度介護報酬改定等について一言付加したい。相次ぐ介護報酬引き下げにより介護従事者の離職率が高くなり人材確保が困難になったことを受け，将来にわたる人材確保の観点から介護報酬率が3.0%引き上げられた。また，医療との連携の充実を図るために，通所リハに「1時間以上2時間未満」が新規に追加され，訪問リハも手厚くなった。これらの改定をどう適切に活用するかが問われると同時に，今後，問題解決のための制度改正への意見を数的資料を伴って公表することが必要な時代になった。注視する必要がある。

V．2025年「地域包括ケアシステム」の確立を目指して

　2003年6月，高齢者介護研究会（座長：堀田力，副座長：田中滋）は，「2015年の高齢者～高齢者の尊厳を支えるケアの確立にむけて～」を報告した。団塊の世代が65歳を迎える2015年までに，介護予防・リハビリテーション等を充実させて，「地域包括ケアシステム」の確立を提案した[32]。しかしその提言は，小泉内閣での社会保障費抑制策や平成の大合併等の法・行政的空白（停滞）期（二木，2015）を経て，「地域包括ケアシステム」が再度提言されることになる。

　それは，地域包括ケア研究会が2010年にまとめて報告した「地域包括ケア研究会報告書（座長：田中滋）」である。2003年の報告書を検証し，高齢者が住み慣れた地域で尊厳を持って自分らしい暮らしを最後まで送ることができるよう，介護・医療・住まい・生活支援・予防が一体的に提供される「地域包括ケアシステム」の団塊の世代が75歳を迎える2025年までの構築を提言した[1]。

　地域包括ケア研究会は平成21年度老人保健健康推進事業による「地域包括ケア研究会報告書」をまとめ公表（2010年3月）した[1]。

　日本は，明確に右肩下がりの時代に入った。人口は減少に転じた。2010年の1億2,806万人が，2060年には8,674万人にまで減少すると予測されている（2012年1月，国立社会保障・人口問題研究所「日本の将来推計人口中位推計」）。少子・高齢・多障害・多死が長く続き，4,000万人が減るのである。その間に，団塊の世代は2025年には75歳に達する。2009年の高齢者人口は2,901万人で，要介護人口は469万人，2025年には3,635万人で，要介護人口は755万人に増加する予測である（**図4-16**）[33]。さらに介護人口が増えることになる。対応として地域包括ケア研究

○ わが国の75歳以上人口の割合は現在10人に1人の割合であるが、2030年には5人に1人、2055年には4人に1人になると推計されている。

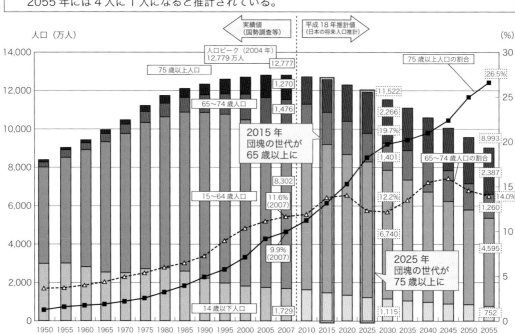

図 4-16　75歳以上の高齢者の増大[33]

会は、「地域包括ケアシステム」を2025年までに全国に構築するように提言をした。そして、地域包括ケアシステムの構築に向けた当面の改革の方向として、2025年は介護・医療ニーズが顕著になる75歳以上の人口が2009年の2倍に増大する社会である。「地域包括ケアシステム」を2025年までに実現するためには、各サービスの現在の課題を解決するのみならず、現行の施策の延長ではない思い切った改革に早急に着手する必要がある。国は改革に早急に着手のうえ、新しいサービスの定着・普及を図り、2025年までに生活圏域における量的な整備を完了することが必要である。量的整備にあたっては、例えば都市部では空き家など既存資源活用による小規模な拠点の整備を進め、人口減少地域では既存施設の転用や政策的集住を誘導するなど、地域の実情に応じた整備万策が重要であり、そのための規制緩和や税制のあり方についても検討していくべきである、とした。

訪問看護、リハビリテーションの推進として、

①24時間巡回型のサービスについて、看護と介護が連携して巡回する事業も導入して、在宅の看取りを担う事業として促進すべきではないか。これにより事業者の大規模化を図り、経営安定化も推進されるのではないか。

第4章　介護保険とリハビリテーション

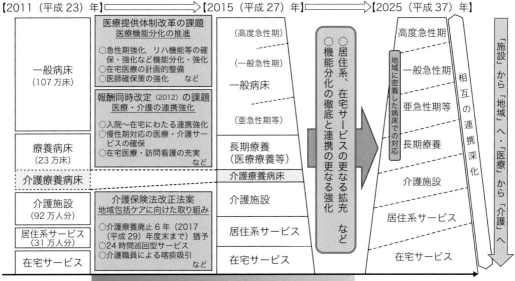

※ 2014年4月には「地域包括ケア病棟」が新設された。

図 4-17　将来像に向けての医療・介護機能強化の方向性イメージ[34)]

②リハビリテーションについては，PT・OT等の専門職が直接サービス提供するだけでなく，利用者の生活機能にかかわる状態をアセスメントし，生活機能向上に資するリハビリテーション計画および評価するマネジメントを提供する新しいサービス類型を導入したり，ヘルパーに在宅における機能訓練方法を指導したりすることによって自立支援型の訪問介護の徹底・普及を図る。

③「維持期リハビリテーション」という言葉を「生活期リハビリテーション」に改めて，自己能力を活用し，在宅生活を自立して過ごせるようにするためのサービスであることを広く国民に徹底する。

そして，厚生労働省は，地域包括ケア研究会の報告を受け，2011年5月，介護保険法を一部改正し，「地域包括ケア」の推進（第5条第3項）を打ち出した。また，同時に社会保障改革に関する集中検討会議（第七回）において，「医療・介護」のあり方について討議が行われた[34)]。そこでは，将来像に向けての医療・介護機能強化の方向性イメージが示された（**図 4-17**）[34)]。

テーマ：全世代に配慮した長期的に維持可能な医療・介護制度の再構築

◎基本的考え

【現状の課題】わが国の医療・介護制度は，①医療・介護を担う人材が不足・偏在し，医療・介護の提供体制の機能分化が不十分であり，連携も不足している，②近年の状況変化（雇用基盤の変化，高齢化，医療の高度化，格差の拡大等）に起因する財政状況の悪化等，サービスの提供体制とそれを支える保険制度の両面に大きな課題を抱えている。

【施策の方向】持続可能な制度を構築するため，運営の効率化を図りつつ，医療・介護のサービス提供体制と保険制度の両面の機能強化を行う必要がある。

◎改革案の具体的内容

以下の施策について，平成24年度診療・介護報酬同時改定および以後の改定に適切に盛り込むとともに，医療・介護サービス提供体制の基盤整備を図るための包括的な法整備を行う。

■医療・介護サービスの提供体制の効率化・重点化と機能強化
・医師確保，介護職員等の人材確保と資質の向上
・病院・病床の機能分化・機能強化，専門職種間の協働と役割分担の見直し
・在宅医療体制の強化・地域包括ケアシステムの確立・ケアマネジメントの機能強化
・精神保健医療の改善，認知症対策の強化，介護予防・重度化予防への重点化

■それを支える医療・介護保険制度の保障の重点化・機能強化
・働き方にかかわらない保障を提供
・長期・高額な医療への対応のためのセーフティネット機能の強化
・世代間の負担の公平化
・所得格差を踏まえた基盤の強化・保険者機能の強化

■医療・介護制度の運営の効率化
・生活習慣病の予防，介護予防・重度化予防，ICTの活用，後発医薬品の使用促進，保険者機能の発揮

さらに，2011年9月，厚生労働省老健局は，「介護保険制度改正の概要及び地域包括ケアの理念」を公表し，介護保険改正の目的を地域包括ケアシステムの構築に狙いを絞った[33]。**図4-18**[31]に地域包括ケアの5つの視点を示した。また，「地域包括ケアシステム構築のプロセスが示され，その地域に適した3年ごとの介護保険事業計画が立てられていることになった（**図4-19**）[35]。

地域包括ケアシステムのイメージと構築の道筋を**図4-19**に示した。限られた財源をいかに有効に使って，少子・高齢・多死・多障害社会に立ち向かっていくのか注視したい。

第4章 介護保険とリハビリテーション　87

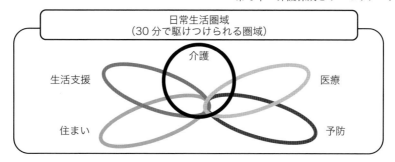

【地域包括ケアの5つの視点による取り組み】
地域包括ケアを実現するためには，次の5つの視点での取り組みが包括的（利用者のニーズに応じた①〜⑤の適切な組み合わせによるサービス提供），継続的（入院，退院，在宅復帰を通じて切れ目ないサービス提供）に行われることが必須。

①医療との連携強化
　・24時間対応の在宅医療，訪問看護やリハビリテーションの充実強化
　・介護職員による痰の吸引などの医療行為の実施
②介護サービスの充実強化
　・特養などの介護拠点の緊急整備（平成21年度補正予算：3年間で16万人分確保）
　・24時間対応の定期巡回・随時対応サービスの創設など在宅サービスの強化
③予防の推進
　・できる限り要介護状態とならないための予防の取り組みや自立支援型の介護の推進
④見守り，配食，買い物など，多様な生活支援サービスの確保や権利擁護など
　・一人暮らし，高齢夫婦のみ世帯の増加，認知症の増加を踏まえ，さまざまな生活支援（見守り，配食などの生活支援や財産管理などの権利擁護サービス）サービスを推進
⑤高齢期になっても住み続けることのできる高齢者住まいの整備（国土交通省と連携）
　・一定の基準を満たした有料老人ホームと高専賃を，サービス付高齢者住宅として高齢者住まい法に位置づけ

図 4-18　地域包括ケアシステムの5つの視点[33]

市町村では，2025年に向けて，3年ごとの介護保険事業計画の策定・実施を通じて，地域包括ケアシステムを構築していく。

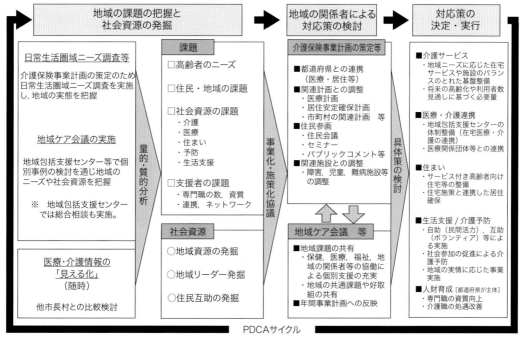

図 4-19　地域包括ケアシステム構築のプロセス（概念図）[35]

Ⅵ．2012年度介護保険法等の一部改正の具体的内容

厚生労働省介護サービスの基盤強化のための介護保険法等の一部を改正する法律を制定した[36]。その概要について述べる。

◎改正の目的は，「高齢者が地域で自立した生活を営めるよう，医療，介護，予防，住まい，生活支援サービスが切れ目なく提供される『地域包括ケアシステム』の実現に向けた取り組みを進める」である。

１．医療と介護の連携の強化等

①医療，介護，予防，住まい，生活支援サービスが連携した要介護者等への包括的な支援（地域包括ケア）を推進。②日常生活圏域ごとに地域ニーズや課題の把握を踏まえた介護保険事業計画を策定。③単身・重度の要介護者等に対応できるよう，24時間対応の定期巡回・随時対応サービスや複合型サービスを創設。④保険者の判断による予防給付と生活支援サービスの総合的な実施を可能とする。⑤介護療養病床の廃止期限（平成24年3月末）を猶予（新たな指定は行わない）。

２．介護人材の確保とサービスの質の向上

①介護福祉士や一定の教育を受けた介護，②職員等による痰の吸引等の実施を可能とする。③介護福祉士の資格取得方法の見直し（平成24年4月実施予定）を延期。④介護事業所における労働法規の遵守を徹底，事業所指定の欠格要件および取消要件に労働基準法等違反者を追加。⑤公表前の調査実施の義務づけ廃止など介護サービス情報公表制度の見直しを実施。

３．高齢者の住まいの整備等

有料老人ホーム等における前払金の返還に関する利用者保護規定を追加。※厚生労働省と国土交通省の連携によるサービス付き高齢者向け住宅の供給を促進（高齢者住まい法の改正）。

４．認知症対策の推進

①市民後見人の育成および活用など，市町村における高齢者の権利擁護を推進。②市区町村の介護保険事業計画において地域の実情に応じた認知症支援策を盛り込む。

５．保険者による主体的な取り組みの推進

①介護保険事業計画と医療サービス，住まいに関する計画との調和を確保。②地域密着型サービスについて，公募・選考による指定を可能とする。

６．保険料の上昇の緩和

各都道府県の財政安定化基金を取り崩し，介護保険料の軽減等に活用。

高齢者が地域で自立した生活を営めるよう，医療，介護，予防，住まい，生活支援サービスが切れ目なく提供される「地域包括ケアシステム」の実現に向けた取り組みを進めることは，制度上，その地域のリハビリテーション力が増すことになる。ただ，住民教育がセットで行われなければならない。障害をおった住民，認知症となった住民，難病に罹り，自宅で介護を受けながら

懸命に生きる若年の住民，それらの住民と共に住み共に社会生活を送ろうとするには，感情面，理性面のインクルージョン教育が欠かせない。地域で共に暮らそうという感情の表出には小学生からの学習が必要である。大田がいう「地域が変わる」ことに繋がると思う[37]。

そして，東日本大震災復興特別区域法で，特区において「単独型訪問リハビリテーション」が多様な法人（株式会社，有限会社，NPO法人等）において認められた。訪問看護ステーションと同じ位置づけになったのである。2018年の医療報酬・介護報酬同時改定において，単独型訪問リハビリテーションが全国に普及するか，これからの取り組みに大きな期待がかかる。「地域包括ケアシステム」の実現に向けてのさらなる取り組みが進むものと思われる。リハビリテーションの仕組みも大きく変わることになりそうである。

さらに，2013年には「持続可能な介護保険制度及び地域包括ケアシステムのあり方に関する調査研究事業報告書」を出し，急性期医療・病院の役割を初めて明示し，在宅と医療機関の両方で看取りを初めて強調し，入所施設を「重度者の住まい」と積極的に位置づけ，さらに介護・リハビリテーションの介入を重視した[38]。

ここに来て，地域包括ケアシステムのあり方は社会保障のあり方にリンクする姿勢を明確にしたものと思われる。

Ⅶ．介護保険法改正により「医療介護総合確保推進法」成立（2014年6月）[39]

医療法，介護保険法等で関連するところを横断的に，かつ焦点化した，きわめて稀な法律と言える。法の目的は，「持続可能な社会保障制度の確立を図るための改革の推進に関する法律に基づく措置として，効率的かつ質の高い医療提供体制を構築するとともに，地域包括ケアシステムを構築することを通じ，地域における医療及び介護の総合的な確保を推進するため，医療法，介護保険法等の関係法律について所要の整備等を行う」とした。2025年の地域包括ケアシステムの構築のためには介護職員の不足は致命的となる。医師，看護師等医療職の不足も大きい。チーム員の確保を法律で定めたものと言える。そして，2015年度から3年間にわたる介護保険第六期事業計画に地域包括ケアシステムを入れ，地域包括ケアシステム構築のための第一歩を歩み出すことを求めた。

また，総合事業の導入により，それまで要支援1・2と認定された高齢者に対し，全国一律の内容，料金で提供されていた介護予防給付のうち，介護予防訪問介護および介護予防通所介護は，地域支援事業の形式へ移行。従来の介護予防事業と統合するなど，大きな再構築が行われた。

総合事業の創設により，65歳以上の高齢者を対象とした地域支援事業の対象範囲が拡大された。同時に，比較的介護度が低い，要支援1・2の高齢者および要支援・要介護に認定される可能性の高い高齢者の暮らしを地域住民が主体となって支援する仕組みが強化された。これらの取り組みは，2025年を目処に実現を目指す地域包括ケアシステムの基盤として欠かせないものとなっていくであろう。

Ⅷ．高齢者の地域におけるリハビリテーションの新たな在り方検討会（2014年9月～2015年3月）[40]

　2003年6月の高齢者介護研究会の「2015年の高齢者介護～高齢者の尊厳を支えるケアの確立に向けて～」報告書（座長：堀田力）[32]の精査から「高齢者の地域におけるリハビリテーションの新たな在り方検討会」は始めている。そして，議論を尽くし，2015年3月に報告書（案）を出した。ここでの意見は，2015年の介護保険法改正と介護報酬改定に大きな影響を及ぼした。2025年までの高齢者のあるべき地域リハビリテーションの新たな在り方について課題を示して提言をしており，今後の国の施策に方向性を与えるものと思われる。

Ⅸ．認知症施策推進総合戦略（新オレンジプラン）2015年1月　策定[35]

　介護保険法に基づく介護サービスの対象者に認知症の方は多い。地域支援事業の中でも多くの事業が組まれている。

　政府は，「認知症施策推進総合戦略（新オレンジプラン）」を策定した（図4-20）。2025年を目指し，5か年計画で進めることとした。省庁横断で認知症対策に取り組むとした初の国家戦略で，すべての団塊の世代が75歳以上となる2025年には，認知症高齢者の数が2012年の462万人から，700万人に達する見通しを提示し，認知症患者ができる限り住み慣れた地域で，自分らしく暮らし続ける社会を目指す，との基本的な考えを示した。そして，七つの柱を立てた。すなわち，①認知症への理解を深めるための普及・啓発の推進，②認知症の容態に応じた適時・適切な医療・介護等の提供，③若年性認知症施策の強化，④認知症の人の介護者への支援，⑤認知症の人を含む高齢者にやさしい地域づくりの推進，⑥認知症の予防法，診断法，リハビリテーションモデル，介護モデル等の研究開発およびその成果の普及の推進，⑦認知症の人や家族の視点の重視，である。地域包括支援センターがこれらの核となる（図4-21）。

　リハビリテーション医療においても，生活期リハビリテーションにおいても，このリハビリテーションモデルを作るための実践的研究が多岐にわたって行われることを期待したい。

Ⅹ．介護保険法の改正・介護報酬の改定（2015年4月）[25]

　そして，2015年の改正では，地域包括支援センターの機能強化として，認知症初期集中支援チーム（新設）と認知症地域支援推進員（新設）および生活支援コーディネーター（新設）との連携強化を打ち出している（図4-21）。そして，2015年度改正で，予算を抑制する目的で，要支援1と要支援2の一部が地域支援事業（介護予防・日常生活支援総合事業，包括的支援事業，任意事業）に回ることになり，2017度改正で，新しい介護予防・日常生活支援総合事業が開始された[17]（図4-27）。

　さらに，「高齢者の地域におけるリハビリテーションの新たな在り方検討会」の提言を受けて，

- 高齢者の約4人に1人が認知症の人又はその予備群。高齢化の進展に伴い，認知症の人はさらに増加　2012（平成24）年462万人（約7人に1人）⇒新2025（平成37）年約700万人（約5人に1人）
- 認知症の人を単に支えられる側と考えるのではなく，認知症の人が認知症とともによりよく生きていくことができるような環境整備が必要。

新オレンジプランの基本的考え方

認知症の人の意思が尊重され，できる限り住み慣れた地域のよい環境で自分らしく暮らし続けることができる社会の実現を目指す。

- 厚生労働省が関係府省庁（内閣官房，内閣府，警察庁，金融庁，消費者庁，総務省，法務省，文部科学省，農林水産省，経済産業省，国土交通省）と共同して策定
- 新プランの対象期間は団塊の世代が75歳以上となる2025（平成37）年だが，数値目標は介護保険に合わせて2017（平成29）年度末等
- 策定に当たり認知症の人やその家族など様々な関係者から幅広く意見を聴取

七つの柱
①認知症への理解を深めるための普及・啓発の推進
②認知症の容態に応じた適時・適切な医療・介護等の提供
③若年性認知症施策の強化
④認知症の人の介護者への支援
⑤認知症の人を含む高齢者にやさしい地域づくりの推進
⑥認知症の予防法，診断法，治療法，リハビリテーションモデル，介護モデル等の研究開発及びその成果の普及の推進
⑦認知症の人やその家族の視点の重視

図4-20　認知症施策推進総合戦略（新オレンジプラン）
～認知症高齢者等にやさしい地域づくりに向けて～の概要[35]

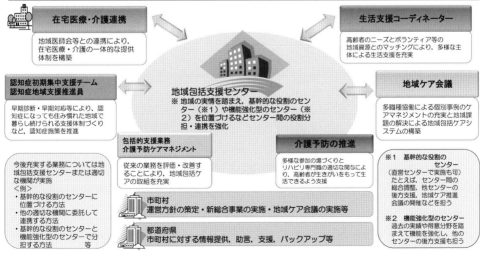

（厚生労働省老健局振興課，2014.4）

図4-21　認知症対策地域包括支援センターの機能強化（2015年）[35]

○高齢者ができる限り住み慣れた地域で尊厳を持って自分らしい生活を送ることができるよう,「地域包括ケアシステム」の構築に向けた取組を進める。

1. 中重度の要介護者や認知症高齢者への対応の更なる強化

(1) 中重度の要介護者等を支援するための重点的な対応
- 24時間365日の在宅生活を支援する定期巡回・随時対応型サービスを始めとした「短時間・一日複数回訪問」や「通い・訪問・泊まり」といったサービスの組み合わせを一体的に提供する包括報酬サービスの機能強化と,普及に向けた基準緩和
- リハビリテーション専門職の配置等を踏まえた介護老人保健施設における在宅復帰支援機能の更なる強化

(2) 活動と参加に焦点を当てたリハビリテーションの推進
- リハビリテーションの理念を踏まえた「心身機能」,「活動」,「参加」の要素にバランスよく働きかける効果的なサービス提供を推進するための理念の明確化と「活動」,「参加」に焦点を当てた新たな報酬体系の導入

(3) 看取り期における対応の充実
- 本人及び家族の意向に基づくその人らしさを尊重したケアの実現を推進するため,本人・家族とサービス提供者の十分な意思疎通を促進する取組を評価

(4) 口腔・栄養管理に係る取組の充実
- 施設等入所者が認知機能や摂食・嚥下機能の低下等により食事の経口摂取が困難となっても,自分の口から食べる楽しみを得られるよう,多職種協働による支援を充実

2. 介護人材確保対策の推進
- 介護職員処遇改善加算の更なる充実
- サービス提供体制強化加算(介護福祉士の評価)の拡大

3. サービス評価の適正化と効率的なサービス提供体制の構築
- 「骨太の方針」を踏まえたサービスに係る評価の適正化について,各サービスの運営実態や1.及び2.も勘案しつつ実施
- 集合住宅へのサービス提供の適正化(事業所と同一建物に居住する減算の適用範囲を拡大)
- 看護職員の効率的な活用の観点等から,人員配置の見直し等を実施(通所介護,小規模多機能型居宅介護 等)

図4-22 2015年度介護報酬改定の概要[25]

特に「生活行為向上リハビリテーション」の考え方を打ち出したことが大きい。生活期リハビリテーションは,身体機能向上リハに偏りすぎているとの指摘は以前から受けていたが,ここでパラダイムシフトを行うこととなった。改定のポイントは,図4-22で示す。そして,活動と参加に焦点を当てたリハビリテーションを推進することを明示し(図4-23),消費税10%を先送りにした影響を受け,総予算を2.27%削減した。しかし,介護職員の給与増額のための予算はプラスとした。また,一部の人のみにだが,自己負担を20%にしたことに注目したい。これは社会保障費予算の総額抑制のためと受け止められる。これが負担拡大の一里塚とならなければ良いがと思っていたところ危惧は的中し,2017年8月からは,65歳以上の本人の合計所得金額が160万円以上〔単身生活で年金収入のみであれば年収280万円以上」の人(65歳以上の被保険者のうち所得上位20%)〕が2割負担となった。

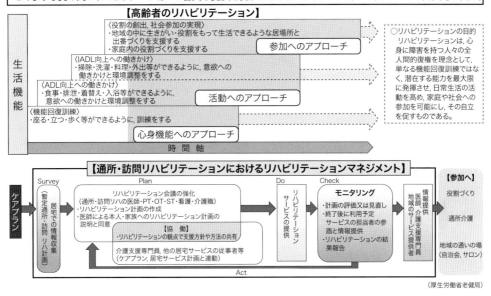

図 4-23 活動と参加に焦点を当てたリハビリテーションの推進（2015）[25]

XI．地域包括ケアシステムの強化のための介護保険法等の一部を改正する法律（2017年7月公布）[41]

注目すべきは，地域包括ケアシステムを強化するために，医療・介護の連携の推進等で，介護保険法と医療法を結びつけたことと，地域共生社会の実現に向けた取り組みの推進等で，社会福祉法，介護保険法，障害者総合支援法，児童福祉法を結びつけたことである。これにより，地域包括支援センターで，介護保険対象者と異なる児童や大人が対象者となった。

1．地域包括ケアシステムの深化・推進

1）自立支援・重度化防止に向けた保険者機能の強化等の取組の推進（介護保険法）：全市町村が保険者機能を発揮し，自立支援・重度化防止に向けて取り組む仕組みの制度化

・国から提供されたデータを分析のうえ，介護保険事業（支援）計画を策定。計画に介護予防・重度化防止等の取組内容と目標を記載

・都道府県による市町村に対する支援事業の創設・財政的インセンティブの付与の規定の整備その他

・地域包括支援センターの機能強化（市町村による評価の義務づけ等）

・居宅サービス事業者の指定等に対する保険者の関与強化（小規模多機能等を普及させる観点

からの指定拒否の仕組み等の導入）
・認知症施策の推進〔新オレンジプランの基本的な考え方（普及・啓発等の関連施策の総合的な推進）を制度上明確化〕
2）医療・介護の連携の推進等（介護保険法，医療法）
①「日常的な医学管理」や「看取り・ターミナル」等の機能と，「生活施設」としての機能とを兼ね備えた，新たな介護保険施設を創設
※現行の介護療養病床の経過措置期間については，6年間延長することとする。病院または診療所から新施設に転換した場合には，転換前の病院または診療所の名称を引き続き使用できることとする。
②医療・介護の連携等に関し，都道府県による市町村に対する必要な情報の提供その他の支援の規定を整備
3）地域共生社会の実現に向けた取組の推進等（社会福祉法，介護保険法，障害者総合支援法，児童福祉法）
・市町村による地域住民と行政等との協働による包括的支援体制作り，福祉分野の共通事項を記載した地域福祉計画の策定の努力義務化
・高齢者と障害児者が同一事業所でサービスを受けやすくするため，介護保険と障害福祉制度に新たに共生型サービスを位置付ける

2．介護保険制度の持続可能性の確保

1）2割負担者のうち特に所得の高い層の負担割合を3割とする（介護保険法）。
2）介護納付金への総報酬割の導入（介護保険法）
・各医療保険者が納付する介護納付金（40～64歳の保険料）について，被用者保険間では『総報酬割』（報酬額に比例した負担）とする（平成30年4月1日施行）。

XII．医療報酬・介護報酬同時改定（2018年4月）[26),27)]

　2018年は，6年ぶりの医療報酬・介護報酬・障害者福祉サービス等報酬のトリプル同時改定であった。本改定は，2025年「地域包括ケアシステム」の構築まで7年であり，財源があり，思い切った改定ができる最後のチャンスだといわれていた通り，大きな改定であったといえる。**図4-24**[26),27)]に概要を示す。

　地域包括ケアの構築のため，医療と介護，介護と福祉の連携を深める必要から，特に，医療報酬・介護報酬にさまざまな医療・介護連携加算がついた。リハビリテーション計画書の様式を共有化し，提供することへの加算（提供料）等である。また，地域包括ケアシステムの見える化を実現するための一環として，介護・医療関連情報の「見える化」を進め，ビッグデータを得る事業を進めているが，2018年度から，介護領域のデータベースを充実させるために，"VISIT"を

第4章　介護保険とリハビリテーション

平成30年度介護報酬改定の概要

○団塊の世代が75歳以上となる2025年に向けて、国民1人1人が状態に応じた適切なサービスを受けられるよう、平成30年度介護報酬改定により、質が高く効率的な介護の提供体制の整備を推進。
平成30年度介護報酬改定　　改定率：＋0.54%

Ⅰ　地域包括ケアシステムの推進
■中重度の要介護者も含め、どこに住んでいても適切な医療・介護サービスを切れ目なく受けることができる体制を整備

【主な事項】
○中重度の在宅要介護者や、居住系サービス利用者、特別養護老人ホーム入所者の医療ニーズへの対応
○医療・介護の役割分担と連携の一層の推進
○医療と介護の複合的ニーズに対応する介護医療院の創設
○ケアマネジメントの質の向上と公正中立性の確保
○認知症の人への対応の強化
○口腔衛生管理の充実と栄養改善の取組の推進
○地域共生社会の実現に向けた取組の推進

Ⅱ　自立支援・重度化防止に資する質の高い介護サービスの実現
■介護保険の理念や目的を踏まえ、安心・安全で、自立支援・重度化防止に資する質の高い介護サービスを実現

【主な事項】
○リハビリテーションに関する医師の関与の強化
○リハビリテーションにおけるアウトカム評価の拡充
○外部のリハビリ専門職等との連携の推進を含む訪問介護等の自立支援・重度化防止の推進
○通所介護における心身機能の維持に係るアウトカム評価の導入
○褥瘡の発生予防のための管理や排泄に介護を要する利用者への支援に対する評価の新設
○身体的拘束等の適正化の推進

Ⅲ　多様な人材の確保と生産性の向上
■人材の有効活用・機能分化、ロボット技術等を用いた負担軽減、各種基準の緩和等を通じた効率化を推進

【主な事項】
○生活援助の担い手の拡大
○介護ロボットの活用の促進
○定期巡回型サービスのオペレーターの専任要件の緩和
○ICTを活用したリハビリテーション会議への参加
○地域密着型サービスの運営推進会議等の開催方法・開催頻度の見直し

Ⅳ　介護サービスの適正化・重点化を通じた制度の安定性・持続可能性の確保
■介護サービスの適正化・重点化を図ることにより、制度の安定性・持続可能性を確保

【主な事項】
○福祉用具貸与の価格の上限設定等
○集合住宅居住者への訪問介護等に関する減算及び区分支給限度基準額の計算方法の見直し等
○サービス提供内容を踏まえた訪問看護の報酬体系の見直し
○通所介護の基本報酬のサービス提供時間区分の見直し等
○長時間の通所リハビリの基本報酬の見直し

図4-24　2018年度介護報酬改定の概要[26),27)]

スタートさせた。これは、①科学的介護の実現および、②通所・訪問リハビリテーションの質の評価データ収集事業である（図4-25)[42]。各事業所からのデータを集め、ビッグデータとして施策に反映させることになった。

通所介護では、生活機能向上連携加算と心身機能に係わるアウトカム評価（成功報酬）の創設があった。これは、2016年6月の政府の未来投資会議で安倍首相（当時）が介護保険制度について、介護を必要とする人の自立支援を中心にした制度へ転換を進めると表明したことによる。自立支援により重度の要介護者を減らすことで、高齢化で膨張が続く介護費の抑制につなげるねらいがあった。

通所リハビリテーションでは、医師の指示の明確化とリハビリテーションマネジメント加算が増設された。介護予防通所リハビリテーションでは、生活行為向上リハビリテーション実施加算が創設された。

訪問看護の中の訪問リハビリテーションについて、看護職員の代わりに（理学療法士、作業療法士、または言語聴覚士を）訪問させる、というように訪問看護の一環であることが強調された。将来、医師に代わり看護師が、訪問リハビリテーションの指示箋を出せるようにするための布石と思えるが考えすぎだろうか。そして302単位/回から296単位/回に減り、医師の指示の明確化

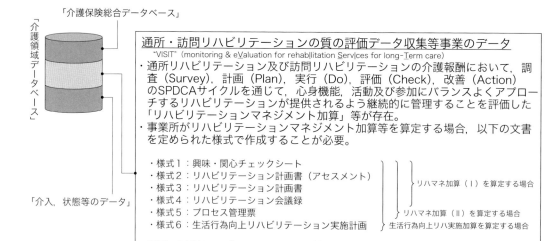

図 4-25 介護領域のデータベースの内容[42]（一部改変）

とリハビリテーションマネジメント加算が増設された。また，訪問リハビリテーションにおける専任の常勤医師の配置が必須化された。介護予防訪問リハビリテーションにおいて，アウトカム評価（成功報酬）が導入され，事業所評価加算が創設された[26),27)]。

これで，第7期介護保険事業計画（2018～2020年）がスタートすることになり，地域包括ケアシステムの構築が成し遂げられる2025年は，第9期計画の中間年に当たることになる。そして，次のトリプル同時改定は2024年である。

介護と福祉をむすぶ「障害者総合支援法」の中でも報酬が変わった。今後，地域包括ケアシステムの構築を語るとき，「障害者総合支援法」を抜きには考えられない状況に入ったということである。以下，この「障害者総合支援法」の概要について述べる。

「障害者総合支援法」の前身は，2003年（平成15年）4月に始まった障害福祉分野の「支援費制度」である。障害のある人もない人も同じ地域の中で共にいきいきと暮らせるノーマライゼーションの理念を目指した制度である。「支援費制度」は，行政がサービス提供者やサービス内容を決定していた「措置制度」に代わり，障害のある者自らがサービスを選択する，利用者の立場に立った新しい制度であった。これは介護保険法から考えられたものである。

この制度は精神障害者を除く小児から成人まであらゆる障害者（児）が対象となった。ところが，「支援費制度」の利用者が予想以上に多く，支援費補助は，半分負担の国と1/4負担の都道府県とともに，予算の範囲内でしか出せない裁量的経費で，不足分は市区町村が負うことになっているために，財政は破綻した。そこで，新たな制度を創ることになった。それは，2005年10月

に成立の「障害者自立支援法」(「新たな施設・事業体系への移行に関する事項」2006年10月施行)である[43]。従来,身体,知的,精神の障害者種別に分かれていた障害者および障害児の保護者に対する障害者福祉サービスを「一元化」し,サービス提供主体を市区町村にした。そして,障害者の自立支援(自立支援給付)を目的とした共通の福祉サービスは共通の制度により提供することにした。また,従来の各市区町村で実施していた福祉サービスをまとめて,「地域生活支援事業」とした。障害福祉サービスの必要性を明らかにするために,障害者の心身の状態を総合的に示すものとして,障害程度区分を6とした。支給決定にはその区分以外に,介護状況,就労状況,居住状況等をもとに,一次判定,二次判定で決定される。

また,PT,OT,STが関与できるところは各市区町村で今後検討されていくものと思われるが,とくに地域活動支援(従来のデイサービス)や自立訓練(機能訓練,応用訓練),就労移行支援には,関与の度が増すものと考えられる。国と都道府県が財政負担をもつ義務経費とし,サービス量に応じて原則1割負担する「応益負担」とした。しかし,障害者団体の大きな反対があり,低所得者等には,それなりのセーフティーネットがかかった。施行1カ月で,作業所を退所せざるをえない人が出た。その負担は生活を大きく圧迫することが現実に現れており,さらなる解決を図る必要がある。2009年の見直しで,当事者・家族の負担を軽減する「応能負担」に変更される可能性が出た。そして,2010年,障害者自立支援法等の一部が改正された。①利用者負担の見直し「応能負担」に変更(2012年4月施行),②障害者の範囲(2010年12月施行)および障害程度区分(2012年4月施行)の見直し,③相談支援の充実(2012年4月施行),④障害児支援の強化(2012年4月施行),⑤地域における自立した生活のための支援の充実[44),45)]。

2012年には,「障害者自立支援法」を,障害者負担を軽減等した「総合障がい者福祉法」(仮称)を政府は成立させる予定であったが,変更があり,2012年3月「障害者自立支援法」を「障害者の日常生活及び社会生活を総合的に支援するための法律(障害者総合支援法)」として成立させ,2013年4月1日に施行となった[45)]。また,障害者の範囲に難病等を加えた。概要を図4-26に示す。障害者自立支援法と大きくは変わっていないが,2014年には,重度訪問介護の対象者の拡充等が入った。

2017年度改正で,地域包括ケアシステムの構築を進めるため,介護保険法と障害者総合支援法が結びつくことになった。そして,2018年度の報酬改定で障害者の重度化・高齢化への対応,医療的ケア児への支援や就労支援サービスの質の向上などの課題に対応した。

もともと,介護保険法と障害者総合支援法の統合を視野に入れて手を打ってきた厚生省としては時来ると思っていることだろう。しかし,対象者が利用しやすく,かつ,自己負担やサービス面で不利にならないようなさらなる施策を講じない限り,次の一歩は進められないと考える。

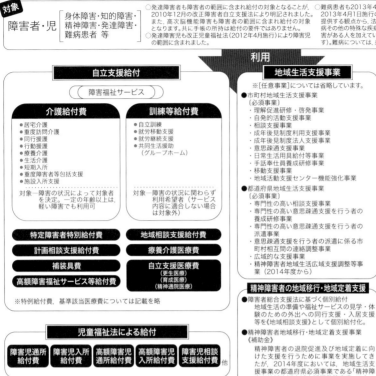

図 4-26 障害者総合支援法の概要[43),44)]

XIII. 介護報酬改定（2022年4月）[46),47)]

　2020年度「介護給付費等実態統計」をみると，年間実受給者数は，621万9,000人（対前年度増減数　10万7,900人（1.8%）の増加），介護予防サービスは，109万9,500人（同　6,600人（0.6%）の増加），介護サービスは，532万8,000人（同　532万8,000人（同　5万5,700人（1.1%）の増加）であった。また，受給者1人当たりの費用額は，17万4,900円（同　2,300円（1.3%）の増加），介護予防サービスは，2万8,400円（同　300円（1.0%）増加），介護サービスは20万1,700円（同　3,300円（1.7%）の増加）であった。全てにおいて増加傾向にあった[48)]。

　同様に，2022年度報酬基準額（単位）は，多くの項目で増単位となっている[46),47)]。単位の増加は，被保険者が払う保険料が高くなることであり，利用者の自己負担額の増額につながっていくことを知っておかなければならない。

XIV. 医療・介護・障害福祉サービス等報酬改定（2024年6月）[22),49),50)]

　2024年は，6年ぶりの大規模な医療・介護・障害福祉サービス等報酬改定となった。2024年は第8次医療計画の初年度であり，2025年は地域包括ケアシステム構築の年，そして，団塊の世代全てが75歳以上になる年である。2030年は最多死者数となる年である。2040年は，団塊ジュニアが全員65歳以上になり就業者数が最低（8割問題）になり，人口減とともに経済危機がくることが予想されている年である。これらの推移を見据え，3つの連携を強くする改正となった。また，社会保障費を意識しながらも介護職等の離職者が増大したため，3分野の就労者の賃上げが実現するために＋査定となった。

　2024年度介護報酬基準額（単位）は，多くの項目で増単位となっている（**表4-8**，**表4-9**）[22)]。単位の増加は，被保険者が払う保険料が高くなることであり，利用者の自己負担額は過去最高に達した。

　「地域包括ケアシステム」の構築は2040年問題の解決の大事な一手となる。そのためには，今後医療・介護・障害福祉の連携をますます進める必要があり，現場サイドで顔が見える交流を意識し，勉強会やカンファレンス，事例検討会などを積極的に開き続けることが重要だと考える。

XV. 介護保険制度の問題点と課題

　介護保険制度の問題点と課題について整理したい。

　1．介護保険は，すべての要介護者を対象にすることを目指しているが，社会保険方式は，すべての要介護者をカバーするのではなく保険料負担を条件としてサービスを給付する制度であり，保険加入者しかカバーできない制度である。デンマークの全国民が公平にいつでもどこでも介護を受けることができる税方式と大きく異なるところである[6)]。

　2．対象が高齢者に限定されている。保険料は40歳以上で負担しながら，40～64歳は介護サービスを受けることができない矛盾は十分な説明がなされていない。さらに，高齢者以外の障害者が特定疾病者以外排除されている。ドイツでは年齢制限はない。保険料負担年齢と介護受給年齢をどうするかが課題であり，2005年度の改正では20歳以上の介護負担導入と障害者自立支援制度との統合は見送られたが，2010年度改正では，必要な措置を講じるとして，今後の社会保障制度に関する制度全般の一体的見直しと併せて議論することとなった。2014年の国会において，消費税10％を先延ばしして社会制度改革について議論が交わされた。しかし，2019年に消費税10％を実施すると決めた政府は，自己負担の一部2割負担を強化し，要支援1，2を2017年から地域支援事業に移行させる（**図4-27**）など財源論にシフトする動きを強めてきており，本格的な論議は先延ばしをしているように思われる。

　3．年金受給者である高齢者および低所得者ほど，保険料負担が重い制度である。2015年度改正で，負担軽減を打ち出しているが，検証が必要である。2024年度は，職員の処遇改善のために

表 4-8　主な介護サービスの 2024 年度報酬基準額（単位）[22]

(自己負担分は原則 1 割)

介護予防サービス

① 介護予防訪問看護
　＜指定介護予防訪問看護ステーション＞
　　20 分未満　　　　　　　　　　　　　　　303
　　30 分未満　　　　　　　　　　　　　　　451
　　30 分以上 1 時間未満　　　　　　　　　　794
　　1 時間以上 1 時間 30 分未満　　　　　　1,090
　＜病院又は診療所＞＜老健・介護医療院＞（2024）
　　20 分未満　　　　　　　　　　　　　　　256
　　30 分未満　　　　　　　　　　　　　　　382
　　30 分以上 1 時間未満　　　　　　　　　　553
　　1 時間以上 1 時間 30 分未満　　　　　　　814
　介護予防訪問入浴介護（1 回）　　　　　　　856
他略

指定地域密着型サービス

① 認知症対応型共同生活介護（1 日）
　　＜入居・ユニット＞
　　要介護 1　　　　　　　　　　　　　　765/日
　　　　 2　　　　　　　　　　　　　　　801
　　　　 3　　　　　　　　　　　　　　　824
　　　　 4　　　　　　　　　　　　　　　841
　　　　 5　　　　　　　　　　　　　　　859
② 小規模多機能型居宅介護（1 カ月）（同一建物居住者以外の登録者）
　　要介護 1　　　　　　　　　　　　　　10,458
　　　　 2　　　　　　　　　　　　　　　15,370
　　　　 3　　　　　　　　　　　　　　　22,359
　　　　 4　　　　　　　　　　　　　　　24,677
　　　　 5　　　　　　　　　　　　　　　27,209
③ 定期巡回・随時対応型訪問介護看護
　　事業所と連携　　　　　　　　　　　2,961/月
他略

訪問系サービス

① 訪問介護
　＜身体介護＞
　　20 分未満（2 時間以上の間隔を空けること）　163
　　20 分以上 30 分未満　　　　　　　　　　　244
　　30 分以上 1 時間未満　　　　　　　　　　　387
　　1 時間以上 1 時間 30 分未満　　　　　　　　567
　　以降 30 分を増すごとに算定　　　　　　　　82
　＜生活援助＞
　　20 分以上 45 分未満　　　　　　　　　　　179
　　45 分以上　　　　　　　　　　　　　　　　220
　＜通院等乗降介助＞1 回　　　　　　　　　　　97
　＜生活機能向上連携加算＞（Ⅰ）100/月　（Ⅱ）200/月
　＜夜間対応型訪問介護＞
　　定額　　　　　　　　　　　　　　　　　989/月
　　出来高　　　　　　　　　　　　　　372〜764/回
② 訪問入浴介護（1 回）（基本報酬）　　　　1,266
③ 訪問看護
　＜指定訪問看護ステーションから＞
　　20 分未満　　　　　　　　　　　　　　　314
　　30 分未満　　　　　　　　　　　　　　　471
　　30 分以上 1 時間未満　　　　　　　　　　823
　　1 時間以上 1 時間半未満　　　　　　　　1,128
　＜病院，診療所から＞
　　20 分未満　　　　　　　　　　　　　　　266
　　30 分未満　　　　　　　　　　　　　　　399
　　30 分以上 1 時間未満　　　　　　　　　　574
　　1 時間以上 1 時間半未満　　　　　　　　　844

※認知症チームケア推進加算　　（Ⅰ）150/月（新設）
　　　　　　　　　　　　　　　（Ⅱ）120/月（新設）
※自立支援促進加算　　　　　　　　　280/月（変更）
　　　　　　　　　　　（介護老人保健施設は 300/月）
　＜看護体制強化加算＞　（Ⅰ）550/月　（Ⅱ）200/月
　＜複数名訪問加算＞（Ⅰ）30 分未満 254, 30 分以上 402
　　　　　　　　　　（Ⅱ）30 分未満 201, 30 分以上 317
　＜退院時共同指導加算＞　　　　　　　　600/回
　＜ターミナルケア加算＞　　2,500/死亡月（変更）
他略

通所系サービス

① 通所介護（デイサービス）
　＜通常規模型事業所＞介護老人保健施設の場合
　（7 時間以上 8 時間未満）
　　要介護 1　　　　　　　　　　　　　　　658
　　　　 2　　　　　　　　　　　　　　　　777
　　　　 3　　　　　　　　　　　　　　　　900
　　　　 4　　　　　　　　　　　　　　　1,023
　　　　 5　　　　　　　　　　　　　　　1,148
② 認知症対応型通所介護
　＜単独型＞（7 時間以上 8 時間未満）
　　要支援 1　　　　　　　　　　　　　　861/回
　　　　 2　　　　　　　　　　　　　　　961/回
　　要介護 1　　　　　　　　　　　　　　994/回
　　　　 2　　　　　　　　　　　　　　1,102/回
　　　　 3　　　　　　　　　　　　　　1,210/回
　　　　 4　　　　　　　　　　　　　　1,319/回
　　　　 5　　　　　　　　　　　　　　1,427/回
　個別機能訓練加算（Ⅰ）イ，ロ　　　　56/日，76/日
　ADL 維持等加算（Ⅰ）30/月（Ⅱ）60/月（Ⅲ）3/月
　認知症加算　　　　　　　　　60/日（変更なし）
　生活機能向上連携加算　（Ⅰ）100/月（Ⅱ）200/月
他略

短期入所系サービス

① 介護老人保健施設
　（介護予防）短期入所療養介護（Ⅰ）
　　要支援 1　　　　　　　　　　　　　　　613
　　　　 2　　　　　　　　　　　　　　　　774
　　要介護 1　　　　　　　　　　　　　　　830
　　　　 2　　　　　　　　　　　　　　　　880
　　　　 3　　　　　　　　　　　　　　　　944
　　　　 4　　　　　　　　　　　　　　　　997
　　　　 5　　　　　　　　　　　　　　　1,052
　個別機能訓練加算　　　　　　　　　　　76/日
　看取り連携体制加算（7 日を限度）　　64/回（新設）
他略

施設サービス

① 介護老人福祉施設（個室ユニット型）（1 日）
　　要介護 1　　　　　　　　　　　　　　　670
　　　　 2　　　　　　　　　　　　　　　　740
　　　　 3　　　　　　　　　　　　　　　　815
　　　　 4　　　　　　　　　　　　　　　　886
　　　　 5　　　　　　　　　　　　　　　　955
② 介護老人保健施設（在宅強化型（多床室））（1 日）
　　要介護 1　　　　　　　　　　　　　　　871
　　　　 2　　　　　　　　　　　　　　　　947
　　　　 3　　　　　　　　　　　　　　　1,014
　　　　 4　　　　　　　　　　　　　　　1,072
　　　　 5　　　　　　　　　　　　　　　1,125

表 4-8 （つづき）

(自己負担分は原則1割)

※在宅復帰・在宅療養支援機能加算		③介護医療院	
（Ⅰ）34/日　（Ⅱ）46/日		Ⅰ型介護医療院サービス費（ⅰ）（ⅱ）（多床室）	
※ターミナルケア加算		要介護1	833/日
（1）死亡日以前31日〜45日	72/日	2	943/日
（2）死亡日以前4〜30日	160/日	3	1,182/日
（3）　前日および前2日	910/日	4	1,283/日
（4）死亡日	1,900/日	5	1,375/日
		他略	

(2024年6月施行)

表 4-9　主なリハビリ関係介護サービスの2024年度報酬基準額（単位）[22]

介護予防サービス

○介護予防リハビリテーション

＜介護予防訪問リハビリテーション＞
- 指定介護予防訪問看護ステーション　　284/回
  ※指定介護予防訪問看護事務所，1回につき8単位減算：訪問回数が看護職≦リハ職（新設）
- 病院又は診療所，介護老人保健施設，介護医療院　　298/回

＜介護予防通所リハビリテーション＞
- 介護老人保健施設　要支援1　　2,268/月
  　　　　　　　　　　　　2　　4,228/月
- 一体的サービス提供加算　　480/月（新設）
- 選択的サービス複数実施加算
  　　　　　（Ⅰ）480/月　（Ⅱ）700/月
  ※運動器向上・栄養改善・口腔機能改善サービスのうち（Ⅰ）2つ（Ⅱ）3つ
- 生活行為向上リハビリテーション実施加算
  利用月から6月以内　　562/月

訪問系サービス

＜訪問看護＞
- 指定訪問リハビリテーション事業所の場合
  （理学療法士，作業療法士又は言語聴覚士の場合）
  　　　　　　　　　　　　　　　　294/回

＜訪問リハビリテーション費＞
- 病院又は診療所　　308/回※
  ※指定訪問看護事務所，1回につき8単位減算：訪問回数が看護職≦リハ職（新設）
- 介護老人保健施設　　308/回※同上
- 介護医療院　　308/回※同上
- 認知症短期集中リハビリテーション実施加算
  　　　　　　　　　　240/日（新設）
- リハビリテーションマネジメント加算（A）
  　　　　　　　　　イ180/月　ロ213/月
  リハビリテーションマネジメント加算　ハ（新設）
  同意日の属する月から6月以内793/月，6月超473/月

通所系サービス

（送迎加算は包括，入浴加算は一本化）

＜通所リハビリテーション＞
- ★医療機関のリハビリテーション計画書の受け取りの義務化
- ★リハビリテーション，口腔，栄養の一体的取組の推進
  - リハビリテーションマネジメント加算（A）イ
    開始日から6カ月以内560/月，6月超240/月
    リハビリテーションマネジメント加算（A）ロ
    開始日から6カ月以内593/月，6月超273/月

- 短期集中リハビリテーション実施加算　　110/日
  （退院・退所または認定日から起算して3カ月以内）
- 認知症短期集中リハビリテーション実施加算
  （Ⅰ）240/日（新設）（Ⅱ）120/日（変更）
- 生活行為向上リハビリテーション実施加算
  開始日から起算して6カ月以内 1,250/月
- 若年性認知症利用者受入加算　60/日
- リハビリテーションマネジメント計画書情報加算
  （Ⅰ）53/月（新設）（Ⅱ）33/月（変更）
- 通常規模通所リハビリテーション費
  （7時間以上8時間未満の場合）
  要介護1　　762
  　　　2　　903
  　　　3　　1,046
  　　　4　　1,215
  　　　5　　1,379
- 通所リハビリテーション　　110/日

＜通所介護＞
- 生活機能向上連携加算　（Ⅰ）100/月，（Ⅱ）200/月
  ADL維持等加算（Ⅰ）　　30/月
  ADL維持等加算（Ⅱ）　　60/月
- 個別機能訓練加算　　イ　56/日　専従1名以上
  　　　　　　　　　ロ　76/日　専従2名以上

施設系サービス

＜介護老人福祉施設＞
- 日常生活継続支援加算　　36/日
- 個別機能訓練加算（2018年4月より，はり師・きゅう師が機能訓練指導員に加わる）
  （Ⅰ）12/日（変更なし）専従1名以上
  （Ⅱ）20/月（変更なし）専従2名以上
  （Ⅲ）20/月（新設）

＜介護老人保健施設＞
- 短期集中リハビリテーション実施加算
  （入所後3カ月以内，3回以上/週）（Ⅰ）258/日（新設）
  　　　　　　　　　　　　　（Ⅱ）200/日（変更）
- 認知症短期集中リハビリテーション実施加算
  （入所後3カ月以内）（Ⅰ）240/日（新設）
  　　　　　　　　　（Ⅱ）120/日（変更）

＜介護医療院＞
- 訪問リハビリテーション費　　308/回
- 介護予防訪問リハビリテーション費　　298/回
  介護医療院が提供する通所リハビリテーション→上記同
  　　　　　　　　　　介護予防リハビリテーション→上記同

＜短期入所系サービス＞
- 指定短期入所療養介護事務所
- 個別リハビリテーション実施加算　　240/日

(2024年6月施行)

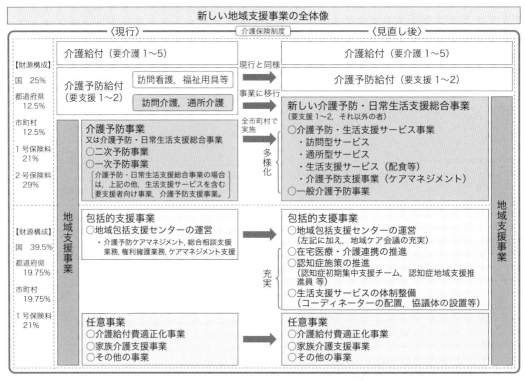

図 4-27 新しい地域支援事業の全体像[17]

個人負担の地域差が広がっている。

4．低所得者ほど利用者10％負担は重いため，受けなければならないサービスも利用者のほうで制限している現状がある。低所得者対策をどうするかが課題である。これに対し，2017年度改正によって，利用者自己負担10％が，所得に応じて一部の人は自己負担20～30％となった（2018年4月および8月施行）[41]。また，3年ごとの改正で，2015年度から全国平均で10.9％増の全国平均月5,514円（2,800～8,686円）となり，2020年度改正では，保険料が全国平均で6,771円に増額となっている。いかに総枠を抑制しながら，低所得者に配慮し，さらに自己負担10％を維持し，保険料の増加を抑制するか，施策のさらなる工夫が求められている。

5．居宅介護サービスや施設介護サービスの未整備など，市区町村間の格差が存在しており，保険料を払ってもサービスを受けられないなど，公平性の問題がある。

6．2015年度改正で「要支援1・2」は残ったが，一部サービスが保険適用外となった。そして，2017年度，地域支援事業に「要支援1・2」へのサービスは移行を完了した。手厚くする施策を盛り込み新たに総合支援事業を作ったが，その事業にPT・OT・STを必要としており，いかに参入するかが課題である。さらに検討をしなければならない。

7．地域包括支援センターの業務は多岐・大量にわたり，直営，委託を問わず，適切な資質を

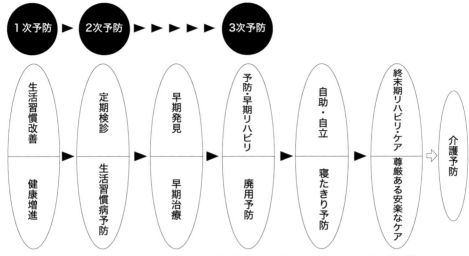

図 4-28 介護予防という新しい概念とリハビリテーション医療の位置[37]

もつ人材の確保と財政の裏づけはどうか，大きな課題であった。対象者が想定された人数（5%）には遠く及ばず，事業として対費用効果が厳しく問われている。「地域包括ケアシステム」の構築にあたっては，地域包括支援センターは中核的な位置になる。そして，対象者が，社会福祉法，介護保険法，障害者総合支援法，児童福祉法の対象者に拡大されることになっており[41]，今後，地域包括支援センターのあり方について，理学療法士・作業療法士・言語聴覚士に職員の資格を与えることも含め議論を深めなければならない。すでに，理学療法士・作業療法士・言語聴覚士を職員として雇っているところがすこしずつだが増えており，その必要性は認識されつつある[51]。

XVI. 介護保険とリハビリテーション

1．介護予防

　介護保険制度は介護サービスを保険料と税で賄い，介護者の自立支援を基本理念として作られた制度である。すなわち，介護予防および介護の軽減が徹底されなければ，介護保険制度の存在そのものが危機に陥るおそれがある。厚生労働省は，介護保険法の施行に合わせて介護予防という言葉をはじめて使用したが，介護予防についての明確な定義はしていない[14]。大田は，介護予防を第1次予防，第2次予防，第3次予防にわたる包括的概念として提示した（**図 4-28**）[37]。終末期に至る患者へ重層的かつ工夫されたアプローチを住民を巻き込んでする必要がある。

2．リハビリテーションと介護保険制度

　現在におけるリハビリテーションの流れの概念は，生活期リハビリテーションでとどまっている。大田は，死に至るまでリハビリテーションの役割（人間としての尊厳を保った死を迎える権

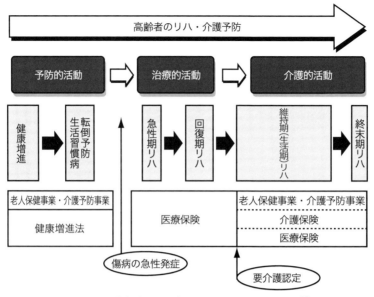

図 4-29 高齢者リハビリテーションと介護予防[54]

利を保障するリハビリテーション)があるとし,「終末期リハビリテーション」を提唱している[37]。そして,新たに終末期リハの前に「介護期リハビリテーション」を設定した[52),53)]。また,石川は,リハビリテーション技術は介護予防(介護保険横出しサービスなど)に活用でき,予防的リハビリテーションから,その役割があると述べている[7)](**図 4-29**)[54)]。その意味で介護保険制度(横出しサービスも含む)は,「予防的リハビリテーション」から「終末期リハビリテーション」にかかわる制度といえる。

介護保険法を終末期に至る介護予防を明確に提起し,施策目的を尊厳ある死に据えることで,連携と責任を一貫して関係者に求め,住民参加の介護予防に翼を広げることを可能にすると考える。

3.介護保険制度下で介護予防に働く力

介護保険制度の導入により介護サービスの柱ができた。しかし,その制度を支える介護予防にかかわる力が必要である。本人の努力から国の努力に至る社会全体の力の結集と意志,そして,教育の力が必要といえる(**図 4-30**)[37)]。 教育の力として,2002 年茨城県美野里町(現小美玉市)の中学校では,総合学習でホームヘルパー 3 級研修を始め,2003 年には茨城県の施策となった(後に終了)。大田は,「国民全員ヘルパー 3 級」をスローガンとした運動を提唱していた[55)]。義務教育レベルから介護に関する概念と技術を学ぶことは,ごく自然に介護予防と介護にかかわる国民の力を身につけることになる。2004 年からは,シルバーリハビリ体操指導士 1 万人養成プロ

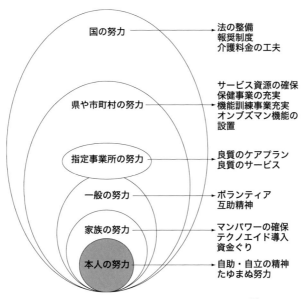

図 4-30　介護保険下で介護予防に働く力[37]

ジェクトを開始し，シルバーリハビリ体操指導士が2010年に3,000名を突破した時から，要支援1，2，要介護1の認定率の減少が有意に始まった。2013年度では，軽度要介護認定者の割合は全国最小レベルになったという[56]。2023年度，1万人養成を達成した。

4．PT・OT・STの役割

　介護保険サービスにかかわるPT・OT・STの役割について述べる。

1）介護保険サービスにおける理学療法士（PT）の役割

　より自立した生活を目指すには，心身機能の維持・向上がたいへん重要となってくる。訪問リハビリテーションにかかわるPTは，廃用症候群に陥らないように，簡便で長続きできる家庭内での訓練を指導する必要がある。そして，室内移動の状態と手段を獲得し，外での活動が可能になるように，訓練と方法を指導する。何のために理学療法を行うのか，その目標を当事者と共に立てることが重要である。目標が立てば，自主トレをする意欲も湧いてくる。また，介護老人保健施設にかかわるPTは，入所者の自立支援と家庭復帰に向けてのプログラムの立案・実施と同時に，通所リハ（デイケア）にかかわる。個別リハが中心となる。また，集団での活動も社会リハの立場から今まで以上に重要になってくる。工夫した取り組みが求められる。筆者の脳卒中における在宅調査では，在宅でのADL改善には通所リハビリテーションに通うことが統計的に有意に関係していることがわかっている。PTの役割は大きい。

　介護老人保健施設にかかわるPTは，日常生活が豊かに送れるようにADLの改善に力を入れ，自立支援と家庭復帰に向けて長期的にかかわる[57]。

ところで，2003年4月から，訪問リハビリテーション実施計画書を作成し，訪問リハビリテーションの実施が可能となった。保険料は，550単位/日であったが，2005年度改正で，500単位/日となり，「リハビリテーションマネジメント加算」と「短期集中リハビリテーション実施加算」が新設された。さらに2009年からは，305単位/回と単位増となった。2018年度に290単位/回に減額されたが，リハビリテーションマネジメント加算が新設され，加算は増に転じている。

また，通所リハビリ〔デイケアにかかわる介護老人保健施設（医療機関）〕では，2005年の改正で，2000年4月から行われていた集団リハビリテーションは廃止，個別リハビリテーション実施計画書に基づく，PT，OTまたはSTの「個別リハビリテーション加算」も廃止され，2006年度から個別リハビリテーション計画書を策定し，介護の工夫等の情報の伝達を行う多職種協働の推進を行うことにより，「リハビリテーションマネジメント加算」と，さらに訪問リハと同様，「短期集中リハビリテーション実施加算」が新設された。さらに，2009年4月からは，1時間以上2時間未満のデイケアが新規にでき，病院でもみなしでできることになった。発症から間もない患者のさらなる医療・介護連携が実現することとなった。その担い手がPTである。また，2015年度改正で，生活行為向上リハビリテーションが推進されることになった。多くの職種と連携して，マネジメントも含めPTが担うことになる[25]。

なお，2024年度改定は**表4-8**，**4-9**を参考にしていただきたい。

介護支援専門員として活動するPTは，自立に向けた計画を立てるのに適し，各職種をまとめ，調整できる職種である。また，居宅介護支援事業所の法人格をもつことで居宅介護支援事業を行うことができる。また，介護支援専門員として活動したり，訪問リハビリテーションの一員として参画する地域リハビリテーションの中核的存在である[57]。

2006年度から始まった「新予防給付」における介護予防事業の選択サービスに，「運動器の機能向上」がある。これはPTが担うべきサービスである。「地域包括支援センター」の「介護予防支援事業」（新予防給付の介護予防マネジメント）にも深く関与する必要性がある。また，2017年度からの新たな総合事業（介護予防・日常生活支援総合事業）（**図4-27**）[17]へのPTの参画が大いに期待されている。

2）介護保険サービスにおける作業療法士（OT）の役割

利用者のQOL向上を，作業を通してかかわるのがOTである。したがって，活動範囲を自宅と施設にとどめることなく，いかに外へ広げるかという発想を常にもつことが大切である。訪問リハビリテーションにかかわるOTは，心身の廃用症候群の予防に配慮しつつ，利用者のニーズを把握したうえでADL，IADL（instrumental activities of daily living，日常生活関連活動）の向上を目指す。環境の整備の評価と提案，福祉用具の適切な選択と使用など，ADL，IADL全般へのかかわりを重点的に行う。そして，利用者にとって意味のある作業ができるように協業して進む。常に利用者の心を大切にし，意欲が出るように聞き役に徹する活動が望まれる。また，介護老人保健施設などで通所リハビリテーション（デイケア）にかかわるOTは，個別リハにかかわ

りながら集団での活動をピア・サポートが可能な集団に育てることである．仲間意識が育ち相互に学び合うようになることがQOLの向上に結びつく．そして，在宅訪問による環境評価を行い，スムーズに自宅での生活が可能になるように家族との調整を行う[58]．介護老人保健施設（医療機関）にかかわるOTは，日常生活のQOLを追求し，ADLの改善に力を入れる．自立支援と家庭復帰に向けて長期的にかかわる[59]．

ところで，2003年4月から，訪問リハビリテーション実施計画書を作成し，訪問リハビリテーションの実施が可能となった．以後の展開はPTと同様である．訪問リハを担うOTの役割は大きい．さらに2015年度改正で，生活行為向上リハビリテーションが推進されることになった．多くの職種と連携してマネジメントも含めOTが担うことになる[25]．なお，2024年度改定は**表4-8**，**4-9**を参考にしていただきたい．

また，通所リハビリテーションの担い手として，PTと同様，OTへの期待は大きい．そして，介護療養型医療施設においても作業療法が展開できる．

介護支援専門員として活動するOTは，自立に向けた計画を立てるのに適し，各職種をまとめ，調整できる職種である．また，居宅介護支援事業所の法人格をもつことで居宅介護支援事業を行うことができる．

OTは，地域リハビリテーションの中核的存在である．

2006年度から始まった「新予防給付」における介護予防事業の選択サービスに，「運動器の機能向上」がある．PTと同様，OTも担うべきサービスである．また，2017年度からの新たな総合事業（介護予防・日常生活支援総合事業）（**図4-27**）[17]への参画が大いに期待されている．また，将来的には，「地域包括支援センター」業務に深くかかわる必要があり，PTやSTとともに機会をつくるべきである．

3）介護保険サービスにおける言語聴覚士（ST）の役割

現在は，STは病院での治療・訓練に従事する割合が圧倒的に多い．2005年度介護保険法改正で，STは「リハビリテーションマネジメント加算」と「短期集中リハビリテーション実施加算」が認められ，通所リハビリテーションにおいて，重要な役割を担うことになった．また，介護療養型医療施設においても言語聴覚療法が展開できる．なによりも，改正で初めて訪問リハ参加への道が開けた．現在，多くのSTが介護保険サービスに参入しており，在宅生活において，食とコミュニケーションへのかかわりができることに注目が集まっている．

XIII. 介護保険とリハビリテーションにおける課題と展望

1．地域リハビリテーションと介護保険制度，地域包括ケアシステムの課題

介護保険制度は，基本的には介護を必要とする者が在宅において少しでも自立の方向に向かうための支援システムであるといえる．地域リハビリテーションは，「障害のある子供や成人・高齢者とその家族が，住み慣れたところで，一生安全に，その人らしくいきいきとした生活ができる

よう，保健・医療・福祉・介護及び地域住民を含め生活にかかわるあらゆる人々や機関・組織がリハビリテーションの立場から協力し合って行う活動のすべてを言う」（新定義；2016年，日本リハビリテーション病院・施設協会）[60]と定義されている。こうしてみると，介護保険制度は地域リハビリテーションを担う大きな柱といえる。すなわち，在宅介護から通所介護，そして，通所リハビリテーションへと外に広がる過程の中で，自立支援に向けて心身の機能改善にかかわる。しかし，受ける介護サービスは，自宅と介護保険対象施設等にとどまるもので，QOLの向上を積極的に目指す手持ちの手段が少ない。また，社会全体に広がりをもつ手段も少ない。地域リハビリテーションの視点に立てば，介護保険制度が大きく社会全体に広がりをもてるように，当事者の自立に必要なピア・サポートの活用や，地域住民との交流と親密化，地域での役割分担の拡大，有能感の獲得等に向けた活動もサービスの中に含む必要がある[37]。そのために，訪問リハビリテーションにかかわるリハビリテーションスタッフおよび介護支援専門員は，他の社会活動とのリンクを常に意識し，橋渡しの役割をする必要がある。茨城県は，2002年から「県指定訪問リハビリテーションステーション」制度を導入した。訪問看護ステーションにおいて，PTやOTが訪問リハビリテーションを実施している施設に対し，このような名称の使用を許可したのである。介護保険制度下において，利用者の社会生活を意識し，QOLの向上を目指す訪問リハビリテーション活動の拠点が各市区町村に数多く必要になっている。訪問受給者数をみると，2002年度で20.3万回が，2016年度には99.1万回と増加しているが，まだ希望に応えられていない現状にある。今後，全国PT・OT・ST民間事業者連絡協議会，公益社団法人日本理学療法士協会，一般社団法人日本作業療法士協会等が推進している「訪問リハ・ステーション」構想が2025年までには制度化が実現されることを期待したい。さらに，リハビリテーション技術や考え方は，多くの職種に幅広く利用される必要がある。リハビリテーションスタッフは絶対量が不足しており，ホームヘルパーや介護福祉士，看護師などに対する指導・教育を計画的に行う必要がある。なかんずく住民への教育は必須であろう。

　2017年6月に「地域包括ケアシステムの強化のための介護保険法等の一部改正」があり，地域共生社会の実現に向けた取組の推進等（社会福祉法，介護保険法，障害者総合支援法，児童福祉法）として，市町村による地域住民と行政等との協働による包括的支援体制作り，福祉分野の共通事項を記載した地域福祉計画の策定の努力義務化，そして，高齢者と障害児者が同一事業所でサービスを受けやすくするため，介護保険と障害福祉制度に新たに共生型サービスを位置付ける，としている。

　地域リハビリテーションは，児童から高齢者まで対象が幅広い。近年，地域包括ケアシステムが対象範囲を広げる動きをしており，地域リハビリテーションに近づきつつあると考える。さらにこの動きを加速させる必要がある。今後，就学・就業に対する意識を高めなければならない。

2．介護支援専門員に左右されるリハビリテーションサービス

　普段リハビリテーション医療とかかわることのない職種である介護支援専門員の場合，一般的に訪問リハビリテーションの利用意識が薄い。また，どの職種がかかわるかの適正な判断も困難である。装具にかかわろうとする意識は低い。都道府県単位あるいは地域単位での介護支援専門員研究会などで，事例を通した勉強会を行って訪問リハビリテーション技法の必要性を教育・啓発する必要がある。

3．自宅と施設で完結する制度の課題

　介護サービスは，居宅介護か施設介護の2種類しかない。自立した豊かな生活を目指すのであれば，社会参加を保障する制度への改善が望まれる。具体的には，映画や旅など余暇作業にホームヘルパーやOT，PT，STの帯同を可能にしたり，訪問リハビリテーションの活動範囲を広げることで可能にする必要があり，また，機能訓練事業（2008年度より老人保健法から健康増進法に移行）への参加等，サービス選択の幅を介護保険制度の枠を超えて可能にする制度の改変が課題といえる。

4．自立度向上を評価し，公表するシステムと報奨制度の欠如（2000年）とアウトカム評価〔成功報酬（2018年）〕の導入

　介護保険制度はリハビリテーション技法の関与により自立への手段をもつことができた。現行制度は，要介護度が重度になるほど使用できる金額は大きくなる。しかし，要介護度が低くなることに成功しても，そのことに対する報奨制度が少ない。要介護度を下げることに成功する率の高い事業所を積極的に公表・顕彰し，報奨することは，総予算の削減や介護保険制度の目的を啓発することにつながり，積極的な報奨制度の導入が望まれる。一方，在宅復帰率は評価をされるようになった。ゆえに，要介護度を下げる努力をする事業所はもっと評価をされて良いと考える。

　2018年度介護報酬改正で，アウトカム評価（成功報酬）が新設され，要介護度を下げる努力をした事業所に加算がでるようにした。できない事業所には減算というペナルティが課せられることになった。また，要介護度を下げる取り組みを企画し，成果をあげた自治体には交付金を増やすことになった。良い制度になりそうであるが，ただ，ここで心配なのは，競争の激化とともに施設の受け入れを拒否され，新たな介護難民がでるのではないかということである。効果の検証を待ちたい。

5．訪問リハビリテーションの単位の減算の問題

　2024年度改正で，訪問リハビリテーションの単位が，看護職の件数がリハビリテーション職の件数より等しいか少ない事業所では，8単位減算となった。利用者のニーズに沿い活動・参加を促す役割を持つリハビリテーション職に対し，利用者無視と捉えられてもおかしくない問題であ

る。解決に向けて努力が必要である。

6．リハビリテーション・介護の効果を上げる質的向上の手法の開発

　2003年4月から，介護老人保険施設において個別リハビリテーションが導入され，リハビリテーション実施計画書の作成が義務づけられた。病院におけるリハビリテーション実施計画書作成に次ぐものである。個別に，効果を証明しながら行うリハビリテーション実施システムが構築されつつあるといえる。今後は，全国訪問リハビリテーション学会や全国リハビリテーション病院・施設協会などの研究会を中心にデータを蓄積して，評価に耐えうる成果を公表し，比較・検討を行うことで施設における介護の質的向上と技術の向上が期待される。たいへん残念なことは，デイケアでの集団加算が廃されたことである。きわめて遺憾であり，病院での"個別・集団"の診療報酬から"集団"が廃せられたことに憂慮した。ところが，2009年4月から介護療養型医療施設で，集団コミュニケーション療法が新設された。復活の第一歩ととらえたい。さらに，2015年度改正で，生活行為向上リハビリテーションが提唱され，加算対象となったことにより，デイケアにおける短期集中リハおよび短期集中認知症リハにおいて集団を用いることが推奨されたことは評価できる。

　また，2018年度改正で，介護ロボットを積極的に導入する施設に対する加算がついた。今後，介護ロボットの開発と導入の動きは加速すると思われる。

7．老人保健法に基づく機能訓練事業の魂を通所リハ，通所介護，訪問リハ，地域支援事業，総合事業に継承を

　2000年3月，老人保健法に基づく機能訓練事業（市町村事業）にかかわる改正通達が出された。そこで，機能訓練事業の対象者は，「介護保険法に規定する要介護者および要支援者も原則として本事業の対象者としない」となった[61]。市町村は県の指導を受けて，機能訓練事業における介護保険利用者の重複利用の制限に踏み切ったところや予定も含めて，29％と多く出ている[61]。介護保険制度は，自宅と施設で完結する制度である。機能訓練事業は，障害のある人々の社会的生活能力の向上を目指して，要介護者の活動は地域社会に広く活動を広げ，ピア・サポートを可能にし[37]，介護予防に大きく貢献してきた事業である（図4-31）。介護保険制度が要介護者の自立を目指し，リハビリテーションを重視する以上，そこにある社会資源を有効に結びつけ，自己選択・利用できるシステムに改善することが早急に望まれる。

　2005年度介護保険法改正では，地域の介護予防を一貫して行うために，「地域支援事業」を創設し，従来行われてきた機能訓練事業を含めた老人保健事業を地域支援事業に再編し，介護保険制度の中に組み込むことになった。2006年4月から，B型機能訓練事業（60歳以上の虚弱高齢者対象）は吸収され，なくなることになった。一方，A型機能訓練事業（40歳以上〜65歳未満）は存続されることになったが，介護保険対象者は利用することはできないなど，サービス選択の自

第4章 介護保険とリハビリテーション 111

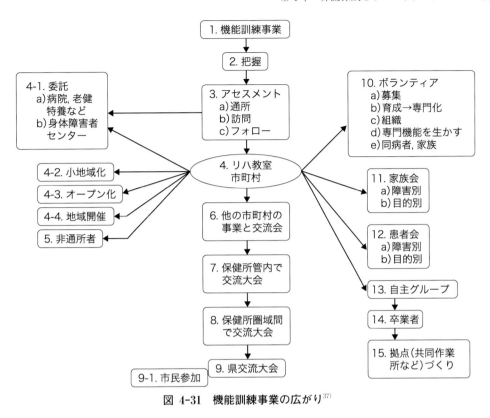

図 4-31 機能訓練事業の広がり[37]

由は保障されていない。さらに，2008年，老人保健法が廃止となり，機能訓練事業は健康増進法に吸収され，市区町村から都道府県に主管が移った。ここにおいて，ほぼ機能訓練事業は消滅したとみてよい。保健・医療・福祉の連携で介護予防を行うならば，介護保険法優先の枠をはずし，さまざまな連携と，サービス選択の自由を保障することが大切ではないかと考えさせられた[61]。希望として，地域支援事業においては，サロン活動が活発に行われているが，障害をおった方が参加できる機能訓練事業の魂を受け継ぐ事業の創設を望みたい。そこには，PT，OT，ST等リハスタッフがボランティア（プロボノ）として参加していくと思われる。

　通所リハ，通所介護，訪問リハ，介護予防事業，総合事業等に，「機能訓練事業」の魂の継承ができればさらに，利用者の社会参加が進むと思う。

8．地域包括支援センターの課題

　2006年度に創設された地域包括支援センターには，リハビリテーション関連職種（PT・OT・ST）は入らず，保健師または看護師，主任介護支援専門員，社会福祉士の3職種となった。リハビリテーション関連職種が，新予防給付対象者へのアセスメント，介護予防サービス計画作成，実施，そして，再アセスメントを行ったり，65歳以上の介護予防ケアマネジメントを行うのには

最適な職種であるといえる。それらを，保健師または看護師とともに行うことで，利用者の目標達成に大きな影響を与えると考える。2015年度改正では，認知症対策において，地域包括支援センターの役割が強化された。

　2017年6月に「地域包括ケアシステムの強化のための介護保険法等の一部を改正する法律」の公布があり，地域共生社会の実現に向けた取り組みの推進等（社会福祉法，介護保険法，障害者総合支援法，児童福祉法）として，市町村による地域住民と行政等との協働による包括的支援体制作り，高齢者と障害児者が同一事業所でサービスを受けやすくするため，介護保険と障害福祉制度に新たに共生型サービスを位置付ける，とした。今後，地域包括支援センターが担うことになると思われる。今後の地域支援事業の発展と深化，2025年の「地域包括ケアシステム」の構築を考えたとき，リハビリテーション関連職種（PT・OT・ST）を積極的に導入することは，考慮すべき課題といえる。

9．ターミナルケアに終末期リハビリテーションの導入を

　2040年には多死，多障がい者のピークを迎える。そのために地域包括ケアシステムの機能が最高に発揮されなければならい。そこで，今から，QOD（死の質）を豊かにするために，看護，介護で行われている病院，在宅，施設でのターミナルケアに終末期リハビリテーションを導入し，普及を図らなければならないと考える。

［むすび］

　介護保険制度には財源という大きな課題があり，介護保険等社会保障制度の維持・発展ができるかどうかという瀬戸際にある。大きな財源を必要とするリハビリテーションのもつ底力が問われる時代になったことを自覚したい。リハビリテーション関連職種は，2025年の地域包括ケアシステムの構築を目指して種々の制度改革が断行され，大きな影響を受けている。黙認してはいけない。意見を述べ続け，流れを自ら作る必要がある。しかし，できた制度については直視し，利用者，当事者を中心に据えた自分自身の実践構想とスキルをもつことが肝要であろうと考える。

　介護保険制度ができて18年。多くの課題や矛盾を抱えながら，悩みながらもともかく前に進むしかない。これは世界のモデルとなるような制度に作りあげてきた責任である。そこには，忍耐が必要である。先の展望がなかなか開かれない面が多々あるからである。ネガティブ・ケイパビリティ（negative capability：負の能力もしくは陰性能力とは「どうも答えの出ない，どうにも対処しようのない事態に耐える能力」あるいは「性急に証明や理由を求めずに，不確実さや不思議さ，懐疑のなかにいることができる能力」を指す）[62]を根底に据えて，介護とリハビリテーションという創造的な仕事に臨んでいただきたい。

引用文献

1) 三菱UFJリサーチ＆コンサルティング：平成21年度老人保健健康増進事業における「地域包括ケア研究会報告書」．http://www.murc.jp, 2010
2) 厚生省高齢者ケアサービス体制整備検討委員会（監修）：介護支援専門員標準テキスト第1巻．長寿社会開発センター, pp15-194, 1998
3) 大田仁史：介護予防．荘道社, 2000
4) 澤村誠志, 大田仁史（監修）：B型機能訓練事業支援推進ガイドブック．兵庫県理学療法士協会　兵庫県作業療法士協会, 2000
5) 厚生省老人保健福祉局老人保健課（監修）：老人保健ハンドブック'97．第一法規, 1998
6) 里見賢治, 二木　立, 伊東敬文：公的介護保険に異議あり．ミネルヴァ書房, 1996
7) 日本リハビリテーション病院・施設協会（編集）, 石川　誠：介護保険とリハビリテーション, 介護保険の仕組み．三輪書店, pp14-25, 1999
8) 月刊福祉編集部：資料　21世紀福祉ビジョン—少子・高齢社会に向けて—平成6年3月　高齢者社会福祉ビジョン懇談会．月刊福祉SEP　**94**：96-114, 1994
9) 京極高宣：介護革命．ベネッセ, 1996
10) 厚生労働省老健局総務課：介護保険事業状況報告．2005, 2008
11) 内閣府：平成23年度高齢社会白書　第1章高齢化の状況．2011
12) 金貞任：韓国の介護保険制度．海外社会保障研究　**167**：67-78, 2009
13) 日本作業療法士協会：医療保険・介護保険の手引き2005, 2012．日本作業療法士協会, 2005, 2012
14) 厚生省高齢者ケアサービス体制整備検討委員会（監修）：介護支援専門員標準テキスト第1巻．長寿社会開発センター, pp15-194, 1998
15) 藤井賢一郎（監修）：介護保険制度とは…, 改訂第13版．東京都社会福祉協議会, 2015
16) 厚生労働省：第100回社会保障審議会　介護給付費分科会資料　平成27年度介護報酬改正に向けた今後の検討の進め方について．2014
17) 厚生労働省老健局振興課：介護予防・日常生活支援総合事業ガイドライン（概要）．2017
18) 介護保険制度をめぐる最近の動向について．介護保険部会（第92回）．2022
19) 厚生労働省：平成25年度　介護給付費実態調査の概況 http://www.mhlw.go.jp/toukei/list/45-1.html 平成26年8月7日　福祉用具, 受給者数の年次推移, サービス種類別にみた受給者数
20) 厚生労働省：福祉用具貸与．第141回社会保障審議会—介護給付分科会．2017
21) 厚生労働省：介護統計第三系—平成28年度　介護給付費等実態調査の概況（平成28年5月審査分～平成29年4月審査分）
22) 厚生労働省；令和6年度介護報酬改定について．2024　https://www.mhlw.go.jp/stf/newpage_38790.html
23) 令和4年度介護給付費実態調査の概況（令和4年11月審査分）．2022
24) 厚生労働省；令和4年介護サービス施設・事業所調査の概況．2022
25) 厚生労働省：第119回社会保障審議会介護給付費分科会資料　平成27年度介護報酬改正に向けて（介護報酬改正案について）．2015
26) 厚生労働省：平成30年度介護報酬改定の主な事項について　資料1．第158回社会保障審議会—介護給付分科会．2018
27) 厚生労働省：平成30年度介護報酬改定における各サービス毎の改定事項について．第158回社会保障審議会—介護給付分科会．2018
28) 厚生労働省：介護療養型医療施設及び介護医療院　参考資料3．第144回社会保障審議会—介護給付分科会．2017
29) 厚生労働省；介護給付費等実態統計月報（令和6年2月審査分）．2024　https://www.mhlw.go.jp/toukei/saikin/hw/kaigo/kyufu/2024/02.html
30) 長谷憲明：介護保険制度入門．瀬谷出版, pp123-144, 2004
31) 厚生労働省：全国介護保険・老人保健事業担当課長会議資料．2005
32) 厚生労働省, 高齢者介護研究会：2015年の高齢者介護～高齢者の尊厳を支えるケアの確立に向けて～．2003
33) 厚生労働省老健局：平成23年度地域包括ケア推進指導者養成研修（ブロック研修）資料「介護保険

制度改正の概要及び地域包括ケアの理念」．2011
34) 厚生労働省：社会保障改革に関する集中検討会議（第七回）医療と介護に関する資料．2011
35) 厚生労働省：「認知症施策推進総合戦略（新オレンジプラン）」～認知症高齢者等にやさしい地域づくりに向けて～．2015
36) 厚生労働省：第88回社会保障審議会　介護給付費分科会資料　平成24年度介護報酬改正に係る諮問について．2012
37) 大田仁史：地域リハビリテーション原論 Ver.5．医歯薬出版，pp6-63，2010
38) 地域包括ケア研究会，三菱UFJリサーチ＆コンサルティング株式会社：持続可能な介護保険制度及び地域包括ケアシステムのあり方に関する調査研究事業報告書．2013
39) 厚生労働省：医療介護総合確保推進法．2014
40) 厚生労働省，高齢者の地域における新たなリハビリテーションの在り方検討会：「高齢者の地域における新たなリハビリテーションの在り方検討会」報告書（案）．2015
41) 厚生労働省：地域包括ケアシステムの強化のための介護保険法等の一部を改正する法律のポイント．2017
42) 厚生労働省：第2回科学的裏付けに基づく介護に係る検討会議　資料．2017
43) 厚生労働省：障害者自立支援法案の概要．http://www.mhlw.go.jp/，2005
44) 東京都社会福祉協議会：障害者総合支援法とは…　改訂第2版．東京都社会福祉協議会，2015
45) 厚生労働省：障害者総合支援法，2013
46) 厚生労働省：令和4年度介護報酬改定　介護報酬の見直し案　第208回　介護給付費分科会　資料1．2022．https://www.mhlw.go.jp/stf/shingi/shingi-hosho_126698.html
47) 介護報酬の算定構造　第208回　社保審　介護給付費分科会 資料2．2022．https://www.mhlw.go.jp/stf/shingi/shingi-hosho_126698.html
48) 厚生労働省：令和2年度「介護給付費等実態統計」Press Release．2021．
49) 厚生労働省；診療報酬・介護報酬・障害福祉サービス等報酬改定について．2023　https://www.mhlw.go.jp/stf/newpage_36983.html
50) 三菱電機ITソリューションズ株式会社；「2024年度のトリプル改定」による医療・介護業界の変革を考察．2023　https://www.mdsol.co.jp/column/column_124_2513.html
51) 三菱総合研究所：地域包括支援センターにおける業務実態に関する調査研究事業報告書．2015
52) 大田仁史：介護期リハビリテーションのすすめ．青海社，pp130-134，2010
53) 大田仁史：大田仁史のリハビリ備忘録，「ハビリス」を考える．三輪書店，2011
54) 澤村誠志：これからのリハビリテーションのあり方．青海社，p11，2004
55) 大田仁史：老人介護　全国民にヘルパー資格を．朝日新聞，2003
56) 澤俊二：続・地域リハの源流　大田仁史と勇者たちの軌跡　第12回．地域リハ **10**(3)：208-213，2015
57) 伊藤隆夫：訪問看護とリハビリテーション―理学療法士・作業療法士の立場から．総合リハ **27**：223-227，1999
58) 日本リハビリテーション病院・施設協会（編集），松田　修：リハビリテーションの新展開　21世紀への60の提言，脳血管障害者とリハビリテーション―介護老人福祉施設の立場から―．三輪書店，pp149-151，2001
59) 山田　剛：介護老人保健施設におけるボバースアプローチの応用．ボバースジャーナル **24**：27-29，2001
60) 日本リハビリテーション病院・施設協会：地域リハビリテーション定義・推進課題・活動指針2016版
61) 澤　俊二，大田仁史，他：老人保健法にもとづく第2回機能訓練事業全国実態調査報告―介護保険制度開始直後調査（平成12年7月）．公衆衛生 **65**：389-392，2001
62) 帚木蓬生：ネガティブ・ケイパビリティ　答えの出ない事態に耐える力．朝日選書，pp3-12，2017

参考文献
63) 平成28年度 介護給付費等実態調査の概況　調査の概況
64) 区分支給限度基準額について．第103回社会保障審議会―介護給付分科会．2014

65）指定介護予防サービスに要する費用の額の算定に関する基準．2018
66）地域における医療及び介護の総合的な確保について
67）地域における医療及び介護の総合的な確保を推進するための関係法律の整備等に関する法律の概要．2014
68）通所リハビリテーション．第 141 回社会保障審議会―介護給付分科会．2017
69）平成 30 年度介護報酬改定介護報酬の見直し案．第 158 回社会保障審議会―介護給付分科会．2018
70）指定介護予防サービスに要する費用の額の算定に関する基準
71）地域包括ケアシステムの強化のための介護保険法等の一部を改正する法律」の公布について．2017
72）地域支援事業の推進（参考資料）．第 58 回社会保障審議会―介護保険部会．2016

第5章
地域リハビリテーションの システム
―連携とネットワークづくり―

I．地域リハビリテーションにおける連携

1．連携が期待される背景
1）ニーズの多様化
　障害のある人々が在宅生活を続けていくには，健康維持に関する医療的問題をはじめとして，生活しやすい環境・地域社会との交わり・介護者や経済的問題など種々の課題が解決されねばならない。多様な問題を抱えていることが多く，加えて，新たな疾病の併発，加齢等による障害の重度化，介護者の病気等在宅生活を継続するための条件が変化する。

　このように多様で変化するニーズに対応すべき機関は多くの領域にまたがる。地域リハビリテーション活動では，これらの機関の連携をもとに，問題の発生を未然に防ぐ対応，ニーズに迅速に対応していくこと，ならびに変化するニーズに継続して対応すること等が課題となる。

　このようにサービスの総合化と継続性が求められる活動においては，連携や組織化が欠かせない。

2）生活を支援する複数のサービス
　例えば，在宅生活を支援するサービスの種類，サービス提供機関，かかわる職種等は単一でない。一つのケースに，ケアマネジャー，リハビリテーション専門職，訪問看護師，ホームヘルパー（訪問介護員），通所介護（デイサービス）・通所リハビリテーション（デイケア）のスタッフなど，さまざまな職種がかかわることが多い。

　かかわる者にとっては個々のニーズに沿って，各々のサービスが連携しながら，生活の質を高めるための援助を総合的かつ継続的に提供できるよう体制を整えることが重要となる。調整されずに提供される援助は，抱える問題の解決に結びつかず，単なるサービスの繰り返しとなりやすい。

　援助目標に沿って，サービスが適切に提供されるには，関係者の連携が不可欠となる。

表 5-1 地域リハビリテーションの立場からの連携[1]

Ⅰ．地域医療連携
　a．時期的
　　　●急性期と回復期，急性期と生活期，回復期と生活期，生活期と生活期
　b．医療施設間
　　　●病院と病院，病院と診療所，病院と施設
　c．職種間
　　　●同職種間，多職種間
　d．保険
　　　●医療（保険）と介護（保険）
Ⅱ．地域（間）連携
　a．医療と関係分野間
　　　●医療と行政，医療と保健，医療と福祉，医療と職業，医療と教育，医療と生活関連（住宅，建築，交通など）
　b．医療と当事者・住民（または，その組織）

3）サービスチームづくりと連携

　総合的なサービスの提供はチームをおいて考えにくい．多様なニーズに応えようとすれば，関係者がチームをつくり活動することが重要となる．

　かかりつけ医，看護師，理学療法士，作業療法士，ホームヘルパー等，所属や職種，立場の異なる者がチームをつくり共同作業を行うことに問題解決の鍵がある．効率的にサービスを提供するためには，ケースを取り巻くチームをつくり，連携して援助にあたることが目標となる．

2．地域における連携

　地域リハビリテーションにおいて，連携の重要性は述べたとおりである．各種のサービスが提供されていても，バラバラではニーズに応えられない．また，一組織のサービスだけで，総合的で変化するニーズに対応できないのも明白である．

　これらの課題解決のため，地域の連携網をつくる活動が行われており，**表 5-1**に地域リハビリテーションの立場から実施されている各種の連携を示した．目的を異にする連携が種々存在する．

　現状は，各種の連絡協議会等がその役割を果たしつつある地域もあるが，地域諸機関の機能の分担，連携をリードする組織，連携の方法等の課題を抱えた状況にある．

　地域包括ケア研究会によれば，統合的なケアの提供に必要な仕組みの構築は，①顔の見える関係づくりに始まり，②課題・認識の共有や目標設定，③ツールの作成等を通じて行われるとしている[2]．とくに，**表 5-2**に示すように，顔の見える関係づくりには，連絡調整の窓口を明確にし，実際に顔を合わせる機会を確保すること等が重要であるとしている[2]．

　これまでの地域リハビリテーション活動を通して，いつの時代も，どの地域でも連携問題が解決をみることはなく，活動の重要課題として取り組まれてきた．その意味で地域連携は，完結の

表 5-2 顔の見える関係づくり[2]

1. 連絡調整の窓口を明確に
2. 実際に顔を合わせる機会を確保
   a. 専門職連携（IPW：Interprofessional Work）
      ・臨床場面で，同じ利用者に専門職としてともに関わる多職種協働の経験
   b. 専門職連携教育（IPE：Interprofessional Education）
      ・多職種が一堂に会する教育研修機会の設定
   c. 会議開催
      ・多職種の代表者が参加する各種会議の開催（サービス担当者会議や地域ケア会議，多職種合同カンファレンスなど）

ないテーマと思われるくらいに困難な課題である。

1）地域医療連携[3,4]

地域における医療機関の連携に関しては，2年に1回行われる診療報酬改定においても毎回見直しが行われるなど，その推進が図られている。

例えば，2016年の診療報酬改定で，患者が安心・納得して退院し，早期に住み慣れた地域で療養・生活を継続できるよう，退院支援の積極的な取り組みや医療機関間の連携等を推進するため，退院支援加算が新設された。これには，「病棟への退院支援職員の配置」や「他施設との連携体制」が要件に加えられ，「地域連携診療計画加算」として再編された。

これらの加算算定には施設基準を満たす必要があるが，院内だけでなく院外の医療機関・施設を含めた多職種スタッフが「恒常的に顔の見える関係」を構築し，共同し，患者の退院支援を取り組むことが可能となっている。

また，それまで実施されていた連携パス方式によるものでは，対象疾患が大腿骨頚部骨折，脳卒中等の疾患に限られていたが，地域連携診療計画加算では対象疾患の限定はなく，多くの患者に適応されることとなった（2018年の診療報酬改定では，入院早期から退院後まで切れ目のない支援を目的にした改定がなされる）。

2）連携の要点

栗原は，連携の基本（リハビリテーションの流れの中で）として，①連携は互いを知り，尊重すること（パートナーシップの構築），②連携の基本は信頼関係づくり（face to face の関係づくり）にあること，③連携は互いの利点・欠点を理解しあうこと（患者のニーズに即した相互扶助），④連携には目に見えた媒体（情報交換の場と方法の工夫，地域ケアカンファレンス，研究会等）が必要であること，⑤情報は相手に必要なものなどが重要であること等をあげている[5]。

そこで，地域活動における具体的な連携の要点や連絡・連携のあり方などの要点について整理し，**表 5-3** に示した。

表 5-3 連携, ネットワークづくりの要点

1. 情報の連絡・交換機能
2. チームの育成（関係者の連絡会，ケース会議の開催）
3. 共同作業による活動の共有
4. 情報の共有や研修の保証
5. 公的機関・専門職団体等のリーダーシップ

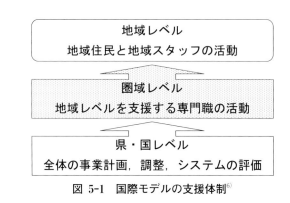

図 5-1 国際モデルの支援体制[6]

Ⅱ. 地域リハビリテーション支援体制づくり

1. 国際的な地域リハビリテーションの支援体制

　松坂は，国際的な地域リハビリテーションの支援体制モデル[6]を図5-1のように示している。

　地域レベルの活動は，障害者・家族を含んだ地域住民と地域スタッフの活動であり，地域ボランティアグループや障害者・家族等自助グループの積極的な参加が重要なポイントであるとする。

　また，圏域レベル（わが国の二次医療圏に相当）では，地域レベルで利用できない専門的サービスの提供ができるように連携システムの整備や地域レベルの活動の支援が行われ，地域リハビリテーション活動の鍵となるとしている。

　次に述べる高齢者を対象としたわが国の地域リハビリテーション支援体制も，基本的なところは，国際的モデルとほぼ同一の考え方で計画されていると考えられる。

2. これまで行われたわが国の地域リハビリテーションの支援体制

　国の地域リハビリテーション推進の事業としては，地域住民の寝たきり予防を目的に，1998年度から，都道府県に対する国庫補助事業として，都道府県リハビリテーション協議会の設置，都道府県リハビリテーション支援センターの指定等を行う「地域リハビリテーション支援体制整備推進事業」が実施された。

　また，1999年度からは，二次医療圏ごとに指定する地域リハビリテーション広域支援センター

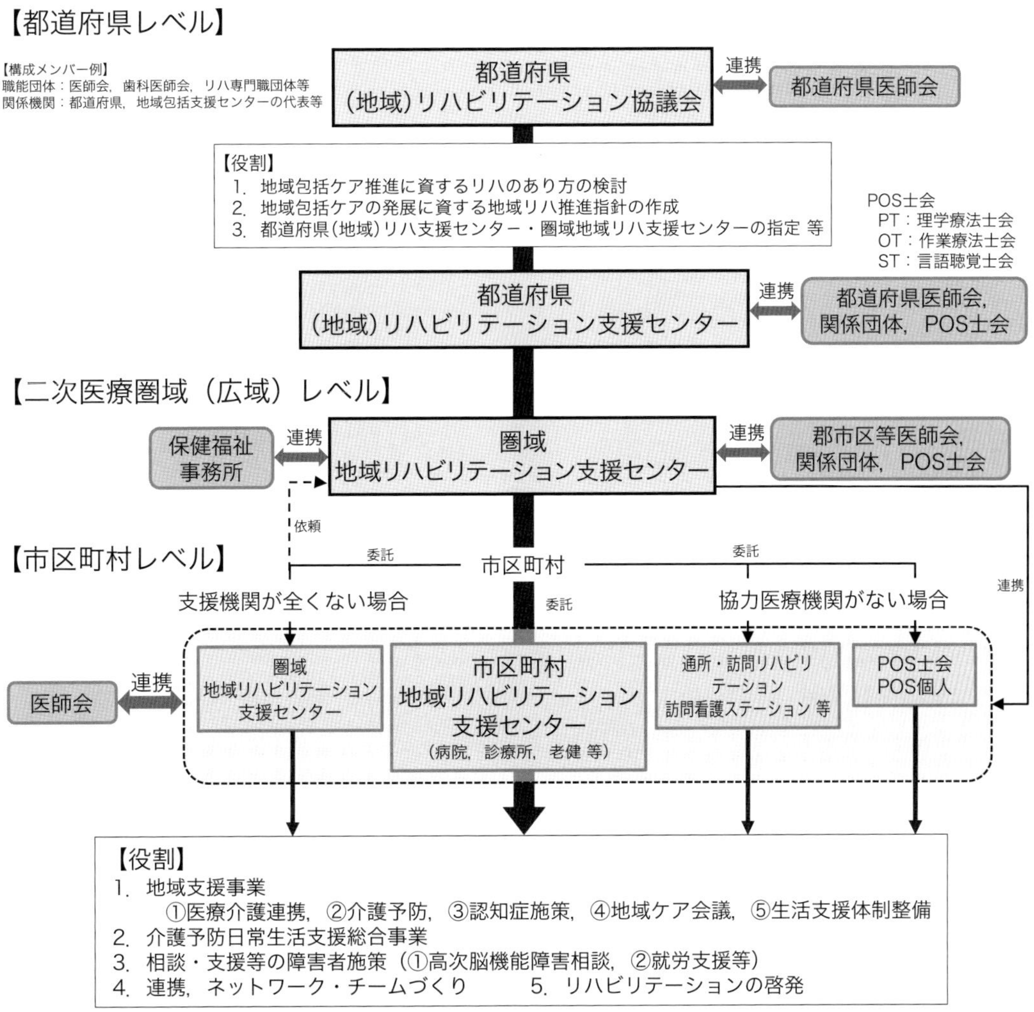

【都道府県レベル】

【構成メンバー例】
職能団体：医師会，歯科医師会，リハ専門職団体等
関係機関：都道府県，地域包括支援センターの代表等

都道府県（地域）リハビリテーション協議会 ←連携→ 都道府県医師会

【役割】
1. 地域包括ケア推進に資するリハのあり方の検討
2. 地域包括ケアの発展に資する地域リハ推進指針の作成
3. 都道府県（地域）リハ支援センター・圏域地域リハ支援センターの指定 等

POS士会
PT：理学療法士会
OT：作業療法士会
ST：言語聴覚士会

都道府県（地域）リハビリテーション支援センター ←連携→ 都道府県医師会，関係団体，POS士会

【二次医療圏域（広域）レベル】

保健福祉事務所 ←連携→ 圏域地域リハビリテーション支援センター ←連携→ 郡市区等医師会，関係団体，POS士会

依頼

【市区町村レベル】

委託　市区町村　委託
支援機関が全くない場合　　協力医療機関がない場合
　　　　　　　　委託　　　　　　　　　　　　　　　　連携

医師会 ←連携→ 圏域地域リハビリテーション支援センター ／ 市区町村地域リハビリテーション支援センター（病院，診療所，老健 等） ／ 通所・訪問リハビリテーション 訪問看護ステーション 等 ／ POS士会 POS個人

【役割】
1. 地域支援事業
　①医療介護連携，②介護予防，③認知症施策，④地域ケア会議，⑤生活支援体制整備
2. 介護予防日常生活支援総合事業
3. 相談・支援等の障害者施策（①高次脳機能障害相談，②就労支援等）
4. 連携，ネットワーク・チームづくり　　5. リハビリテーションの啓発

図 5-2　地域包括ケアシステム構築に向けた「地域リハビリテーション支援体制」[8]

を軸として，一層地域に密着した事業展開をはかり，2000年度からの介護保険制度の施行が円滑に実施できるようマニュアルが示された[7]。詳しい経過は省略するが，その後，責任体制が国から都道府県に移行し，実施自治体は減少した。図5-2に，約20年を経て，2021年に改定された地域包括ケアシステム構築に向けた「地域リハビリテーション支援体制」[8]を示した。この新しい支援体制では，①地域包括ケアを支える地域リハの推進を主旨に，支援の在り方など，②地域包括ケアの推進は市区町村が主たる機能を担うことから，市区町村でも地域リハ支援センターの設置や地域にあるリハ資源の活用など，③体制の推進に医師会のリーダーシップや支援など，これらのことを強く期待する提案にしたとされている[8]。

2021年現在，全国約40都道府県でマニュアルに沿った活動か目標を同じくする別体制で実施

表 5-4　2025 年に実現を目指すべき地域包括ケアシステムの姿[9]

目標：
　・住み慣れた地域での生活が継続されること
あり方：
　①おおむね 30 分以内，具体的には中学校区の圏域
　②生活上の安全・安心・健康を確保するための多様なサービス（「住まい」「医療」「介護」「予防」「生活支援」）が一体的に提供できる体制
　③24 時間 365 日利用できる体制
人材の役割分担
　・支える人材間の役割分担と協働が図られること
　・高齢者本人や住民ボランティアといった自助や互助を担う者など，さまざまな人々が連携しつつ参画

2025 年に実現を目指すべき地域包括ケアシステムの姿
（地域包括ケア研究会報告書　2010 年 3 月）

されているとされる。

3．地域包括ケアシステムとこれからの地域リハビリテーション

1）地域包括ケアシステム

　2012 年の診療報酬・介護報酬の同時改定において，2025 年を目指し地域包括ケアシステムづくりを推進することが明らかにされた。その原案となった「地域包括ケア研究会報告書」（2010 年 3 月）[9]では，**表5-4** に示すように，住み慣れた地域で，安全・安心・健康が確保され生活が継続されることを目標に，「住まい」「医療」「介護」「予防」「生活支援」等多様なサービスが一体的に提供できる体制を目指すべきと述べられている。

　また，支える人材の在り方として，「人材間の役割分担と協働」や「さまざまな人々が連携しつつ参画」することなど，地域の住民を含む活動であることが明示されている。

　図5-3 に，厚生労働省が目標としてイメージする地域包括ケアシステムの姿を示した[10]。

　その後の議論を経て，地域包括ケアの概念図は，**図5-4**[11]に示すようになった。

　これは，「医療・看護」「介護・リハビリテーション」「保健・福祉」の 3 枚の葉が，専門職によるサービス提供として表現され，その機能を十分に発揮するための前提として，「介護予防・生活支援」や「すまいとすまい方」が基本になるとともに，これらの要素が相互に関係しながら，包括的に提供されるあり方の重要性を示したものであるとされている[12]。

　図5-3 の図で分かるように，リハビリテーションは，地域包括ケアを支える重要な一つのサービスとして評価されている。

2）これからの地域リハビリテーション

　そこで，**表5-5** に地域リハビリテーションと地域包括ケアの考え方を示した。

　両者の目標は，地域リハビリテーションが「インクルーシブ社会の創生」，地域包括ケアは「地域共生社会実現」[12]としており共通する。推進課題ではリハビリテーションとケアの特質の違い

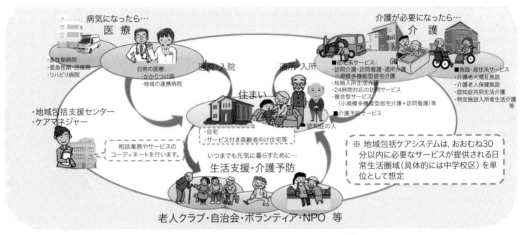

図 5-3　地域包括ケアシステムの姿[10]

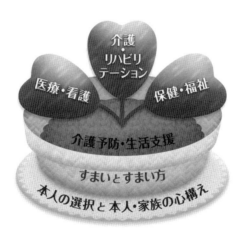

図 5-4　地域包括ケアシステムの概念図[11]

は認められるが，地域包括ケアサービスの中にリハビリテーションは含まれる形で整理されている．また，援助のあり方についても地域住民を含めた総体の活動であるという考え方も共通する．

2025年に向けて始まっている地域包括ケアシステムにおいては，リハビリテーションの意義は大きく，とくにこれまで実践されてきた地域リハビリテーション活動がその構築に大いに生かされるべきである．

1998年度，地域リハビリテーション支援体制整備推進事業が実施されてから現在まで，介護保険・医療保険制度やその報酬体系の変化などにより，地域住民へのリハビリテーションに関する直接サービスのあり方も変化した．地域包括ケアの推進が国家的な課題となった今，その課題に沿った地域リハビリテーション活動が期待されるようになった．

表 5-5 地域リハビリテーションと地域包括ケアの考え方

	地域リハビリテーション	地域包括ケア
目標	・インクルーシブ（包摂）社会の創生 ・安全に，その人らしく，いきいきとした生活ができること	・地域共生社会の実現 ・自分らしい暮らしを人生の最後まで続けられること
圏域	・住み慣れたところ	・住み慣れた地域
推進課題	地域リハビリテーション推進課題 1. リハビリテーションサービスの整備と充実 2. 連携活動の強化とネットワークの構築 3. リハビリテーションの啓発と地域づくりの支援	・多様なサービス（介護，医療，予防，住まい，生活支援）が一体的に提供できる体制（図 5-3） ・植木鉢の図（図 5-4）では 　1. 本人の選択と本人・家族の心構え 　2. すまいと住まい方 　3. 介護予防・生活支援 　4.「医療・看護」「介護・リハビリテーション」「保健・福祉」の専門領域によるサービス ・多職種連携/在宅医療・介護連携
	・遅滞なく効率的に継続	・切れ目なく継続的かつ一体的に
支援体制	・保健・医療・福祉・介護及び地域住民を含め生活にかかわるあらゆる人々や機関・組織	・医療と介護の専門職，高齢者本人や住民（ボランティア）など自助や互助を担うさまざまな人々

とくに，リハビリテーション専門職に期待される活動が，介護予防の支援活動である。

2015 年度から国の政策として「地域における介護予防の取組を機能強化するために，通所，訪問，地域ケア会議，サービス担当者会議，住民運営の通いの場等へのリハ専門職等の関与を促進する」ことを目的とした新たな「地域リハビリテーション活動支援事業」（図 5-5）が開始されるとなっている[13]。

この事業においてリハビリテーション専門職は，通所，訪問，地域ケア会議等の介護予防の取り組みを地域包括支援センターと連携しながら総合的に支援することが期待されている。

このほか，表 5-5 に示すように，地域リハビリテーションの推進にかかわる活動は多岐に及ぶ。連携活動の強化とネットワークの構築にかかわる活動では，医療介護・施設間連携の強化や多職種協働体制の強化などが課題とされる。また，リハビリテーションの啓発と地域づくりの支援では，市民や関係者へのリハビリテーションに関する啓発活動の推進，介護予防にかかわる諸活動を通した支えあいづくりの強化も課題となる。地域住民も含めた地域ぐるみの支援体制づくりを推進することは容易ではないが，その目的のために取り組んでいるわれわれの活動を紹介する。

Ⅲ．地域リハビリテーションシステムづくりの事例

地域リハビリテーション推進活動の事例として，筆者の所属する私的病院の地域リハビリテーション活動と北九州市における表 5-2 に示した顔の見える関係づくりを目的とする専門職連携教

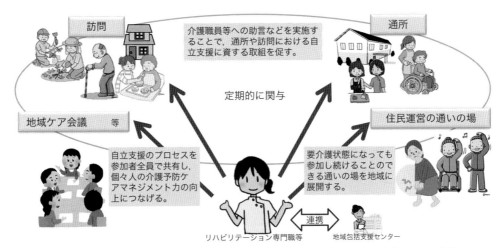

リハ専門職等は，通所，訪問，地域ケア会議，サービス担当者会議，住民運営の通いの場等の介護予防の取組を地域包括支援センターと連携しながら総合的に支援する。

図 5-5 地域リハビリテーション活動支援事業の概要[10]

育活動を紹介する。

1．私的病院の地域リハビリテーション活動

これまで，さまざまな活動を実践し，地域リハビリテーションの推進に努めてきたが，組織としての一貫性や統一性に欠ける側面があった。これからの地域包括ケアの時代においては，これまでの地域リハビリテーション活動の経験が大いに生かされるべきであると考え，活動のあり方などを見直した。

今後は，地域包括ケアの概念もふまえ，戦略的に，地域リハビリテーション・地域包括ケアの推進に取り組むことが課題となる。そこで，これらの目的を遂行するため組織内に「地域包括ケア推進本部」を新設し，新たな活動を開始した。図 5-6 に概要を示す。

実際の活動は，従来からかかわってきた者が継続することを前提とし，業務もしくは職員の有償ボランティア活動（プロボノ*）として実践している。2016 年度は参加実人数 229 名，延べ人数 885 名の参加があった。年度を追うごとに参加者は増加している。表 5-6 に，各部会の活動を示した。

プロボノ活動としての地域リハビリテーション活動は 4 年を経たところであり，活動の成果を問える段階にはない。2025 年を目途に活動を始めたものであり，当面，活動の継続と見直しに力点を置いている。

われわれの試みは組織の管理下にありながら，職員の自主的な活動でもある。経験のない地域へのかかわりを通し，その方法などにまつわる戸惑いが聞かれることが多い。リハビリテーショ

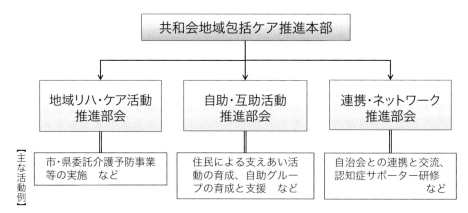

図 5-6 推進組織「地域包括ケア推進本部」の体制

表 5-6 各部会の活動

部会名	活動の概要	活動
地域リハ・ケア活動推進部会	・市・県関係委託事業等の実施　など	・福岡県介護予防支援センター事業関連 ・北九州市介護予防等委託事業関連 ・コミュニティサポート 　▷サロンにおける介護予防支援活動、離島（藍島）介護予防支援活動
自助・互助活動推進部会	・住民による支えあいが可能となる活動の育成 ・自助グループの育成と支援　など	・認知症カフェの実施と支援 ・自助グループ支援 　▷失語症患者の会、片麻痺体験者の会、若年障害者の会など ・ボランティアの育成・連携活動 　▷ボランティア養成講座、ボランティア連絡会、いきいきプロジェクト ・小学生の車いす・高齢者擬似体験学習（4校） ・啓発活動 　▷"脳卒中週間" 開催
連携・ネットワーク推進部会	・自治会との連携と交流 ・地域ネットワーク構築活動 ・認知症サポーター研修　など	・ネットワーク構築活動 　▷地域向け情報誌の発刊、あい愛ネット小倉北、健康づくり会議など ・地域啓発活動 　▷認知症サポーター養成講座、福祉協力員連絡調整会議 ・地域行事支援活動 　▷紫川南小倉公園清掃、防犯防火啓蒙パレード、南小倉校区文化祭、南小倉児童館餅つき大会、ふれあい昼食会など ・北九州市委託事業 　▷24時間365日緊急対応事業、徘徊高齢者等SOSネットワーク夜間休日対応業務

ン業務の手法が通じない現実に苦悩する若手に，地域リハビリテーションの経験のある先輩たちがノウハウを伝えながら地域づくりに向かい合っている状況である。大変ながらも日常業務では得られない達成感や地域のニーズ，そして業務のあり方に関する感想などを述べる職員も少なくない。課題は多くても楽しみながら活動できれば継続できるし定着しやすいと考えている。

また，専門職のボランティアとして実施することの責任体制，活動資金に関する問題もある。業務として活動する方法もあるが，活動が多岐に及ぶため容易ではない。

一方，地域の側との距離感も狭まってきたと感じており，プロボノを受け容れようとする雰囲気も出てきた。しかし，地域からは「プロボランティア」などと呼ばれるなど認知度はまだまだ低い。当面，介護予防や認知症カフェなど社会参加の場づくりとボランティア活動や認知症サポーター活動などを充実させ，地域の見守り・支え合いが可能となる地域の醸成に寄与していきたい。

地域住民の活動と専門的サービスが一体となって提供される地域総体の支援力が増強されることを願って，今は継続と発展が課題であると考えている[14]。

* プロボノ（pro bono）は，各分野の専門家が，職業上もっている知識・スキルや経験を活かして社会貢献するボランティア活動全般のこと。また，それに参加する専門家自身のことである。アメリカの弁護士は，年間50時間以上のプロボノ活動を行うことが推奨されている。

2．北九州市の顔の見える関係づくりを目的とする専門職連携教育活動

表5-2に，顔の見える関係づくりには，多職種が一堂に会する教育研修機会，専門職連携教育の設定が重要であることが示されている。

北九州市においては，地域関係者の理解促進のために，2003年に「地域リハビリテーションケース会議」を開始し20年が経過した。

ケース会議は，年に3～4回開催される。事務局は行政が担当し，運営は有識者や実行委員会などが行っている。

表5-7に，ケース会議の概要を示した。目的・役割は，①施設・職種間の連携の場，②情報収集の場，③生涯教育の場等である。また，特徴として，①行政（地域リハ推進課）が事務局を担当，継続に努めていること，②リハ・ケアに関わる各職種，機関等，関係者の参加があること，③さまざまなケースを取り上げ，疾病と障害，その支援過程などを紹介していること，④ミニ講座等を通して，ケースに関する要点等を分かりやすく解説していること，⑤市全体の連携を促進し，ネットワークの構築を目標の一つとしていること，などがある。

これまでの成果として，①リハ・ケアの基本的な考え方を理解できた，②標準的なサービスの流れ，支援のあり方を知ることができた，③地域にどのようなサービスがあり，誰がいるかが分かった，④さまざまな情報の共有ができた，⑤医療と介護，福祉など専門職間における共通理解の獲得に役立った，⑥障害のある人々を地域全体で支える価値の共有に貢献した，等があげられている。

表 5-7　地域リハビリテーションケース会議の目的・成果等

・ケース会議の目的・役割
　①情報共有・収集の場
　②施設・職種間連携の場
　③生涯教育の場
・特徴
　①行政（地域リハ推進課）が事務局を担当，継続に努めていること
　②リハビリテーション・ケアに関わる各職種，機関等，関係者の参加があること
　③さまざまなケースを取り上げ，疾病と障害，その支援過程などを紹介していること
　④ミニ講座等を通して，ケースに関する要点等を分かりやすく解説していること
　⑤市全体の連携を促進し，ネットワークの構築を目標の一つとしていること
・成果
　①リハビリテーション・ケアの基本的な考え方を理解できた
　②標準的なサービスの流れ，支援のあり方を知ることができた
　③地域にどのようなサービスがあり，誰がいるかが分かった
　④さまざまな情報の共有ができた
　⑤医療と介護，福祉など専門職間における共通理解の獲得に役立った
　⑥障害のある人々を地域全体で支える価値の共有に貢献した

2003年度より全市的に，年3回程度，関係者間の連携を推進，行政が事務局担当

　しかし，100万都市を1つの会議で専門職連携教育活動を推進することは不可能であり，ブロックに分かれたネットワークづくりが模索されている。

引用文献

1) 浜村明徳：地域リハビリテーションと在宅医療，『明日の在宅医療』，第4巻高齢者ケアと在宅医療．中央法規出版，pp235-255，2008
2) 地域包括ケア研究会：「地域包括ケアシステムを構築するための制度論等に関する調査研究事業報告書」，平成25年度老人保健健康増進等事業，21，2014
3) 社会保険研究所：診療報酬算定のための施設基準等の事務手引　平成28年度4月版．pp463-472，2016
4) 第一三共：れんけい最前線　2017春号．エルゼビア・ジャパン，pp4-7，2017
5) 栗原正紀：脳卒中の地域医療連携パスについて．平成19年度第2回リハビリテーション研修会資料，日本リハビリテーション病院・施設協会，pp72-102，2008
6) 松坂誠應，他：地域におけるリハビリテーションの実態とリハビリテーション手法・評価方法及び提供体制に関する検討報告書．平成16年度厚生労働省老人保健事業推進費等補助金（老人保健健康増進等事業分），日本公衆衛生協会，2005
7) 澤村誠志，他：地域リハビリテーション支援活動マニュアル．地域リハビリテーション支援活動マニュアル作成に関する研究班，1999
8) 日本リハビリテーション病院・施設協会：令和2年度老人保健事業推進費等補助金事業　地域包括ケアシステム構築に向けた地域リハビリテーション体制整備マニュアル，2021
9) 地域包括ケア研究会：地域包括ケア研究会報告書．平成21年度老人保健健康増進等事業，2010
10) 厚生労働省：地域包括ケアシステム．http://www.mhlw.go.jp/stf/seisakunitsuite/bunya/hukushi_kaigo/kaigo_koureisha/chiiki-houkatsu/
11) 地域包括ケア研究会：地域包括ケアシステムと地域マネジメント．平成27年度老人保健健康増進等事業，2016
12) 地域包括ケア研究会：2040年に向けた挑戦．平成28年度老人保健健康増進等事業，2017

13) 厚生労働省老健局：全国介護保険担当課長会議資料．地域リハビリテーション活動支援事業の概要．2015
14) 浜村明徳：地域包括ケアにおけるリハビリテーション．MB Med Reha **217**：67-74，2017

参考文献
15) 浜村明徳：地域リハ諸活動の実際．地域リハビリテーション白書'93．三輪書店，pp34-59，1993
16) 浜村明徳：地域リハにおける諸活動の実際．地域リハビリテーション白書2．三輪書店，pp52-74，1998
17) 浜村明徳：地域リハとは―現状と展望．地域リハビリテーション白書3．三輪書店，pp2-13，2013
18) 日本リハビリテーション病院・施設協会編：高齢者リハビリテーション医療のグランドデザイン．青海社，2007
19) 浜村明徳（編著）：地域リハビリテーションプラクシス．くらしを支える地域リハビリテーション．医療文化社，2004

第6章
事例を通してみる援助の実際

〔症例1〕

70代　女性　第1腰椎偽関節　低カリウム性周期性四肢麻痺

キーワード：1）独居（家族・友人の援助），2）訪問リハビリテーション，
　　　　　　3）通所リハビリテーション

生活歴

　女子高を卒業後，自宅の手伝い（農業）をしていた。27歳で結婚，1男1女にめぐまれ，専業主婦をしていた。60代で夫は他界，以後，独居生活をしている。長男は遠方で，長女は車で1時間ほどのところに住んでいる。性格は明るく，めんどうみがよく，地域でも役員等を務めていた。

障害歴

　50代で高血圧，60代で白内障の既往があるが，特に日常生活に支障のない独居生活をしていた。70代で腰痛が悪化し，急性期病院に救急搬送され，第1腰椎偽関節の診断で腰椎後方固定術・除圧術の手術を受ける。術後めまい，嘔気，食欲不振が続き，意識障害，四肢麻痺が出現する。精査の結果，低カリウム血症の診断。発症当時は日付がわからず，意識もボーっとしており，Barthel Index：BI 5点，Manual Muscle Test：MMT は両上肢・両下肢・体幹ともに2，栄養は点滴と経口摂取，排泄はバルーンとオムツを使用していた。早期に重度の障害が予想され，介護保険の申請をし要介護3となる。術後3週後より車いす移乗，約4週後より平行棒内立位練習を行い，徐々に回復し，6週後にはトイレまで歩行器を使用しての歩行が可能となる。7週後にはBI 75点，意識清明，見当識良好，起居動作自立，立ち上がりは両上肢支持必要，歩行器での歩行が可能，車いす移乗・階段昇降は手すりを使うなど見守りが必要な状態になる。回復期リハビリテーション病院への転院をすすめられたが本人は自宅への退院を希望した。

障害の構造

介護度は早期に申請したため，要介護3であり，独居である。住居環境は，自宅が一般道路から階段を降りたところにあり，家への出入りが困難。自宅内は，歩行器を使用しての歩行，つたい歩きができる環境である。

心身機能・身体構造
1）筋力低下（MMT　体幹・下肢3　　握力　右：12.1 kg，左：14.2 kg）
2）疼痛（腰部，右膝関節）
3）基本動作障害　何かに掴まり立位保持，移乗動作可能
4）歩行能力低下　歩行器を使用しての移動
5）ADL低下　入浴動作介助必要
6）コルセット着用

活動と参加
1）歩行器での移動可能
2）定期的な友人の訪問有
3）長女の週1回の定期的な訪問有，病院受診時付添可能

活動と参加制約
1）独居
2）外出困難
3）家事動作（炊事，洗濯，掃除）困難

環境因子
1）長女が協力的
2）福祉用具の利用が可能
3）近所，友人が協力的
4）住居が道路から階段下にある

個人因子
1）性格は明るく，世話好き
2）社交的
3）他人の目を気にする，心配性

問題点

1）身体機能低下
2）疼痛
3）ADL・IADL低下
4）他人の目を気にする
5）住居が道路から階段下にある

援助目標と援助内容

基本方針

　症例は在宅生活を望んでいるため，要介護度は3だが，退院時には要介護2ぐらいには改善している。改訂 長谷川式簡易知能評価スケール：HDS-R 25/30で認知能力はしっかりとしてきていることから，自宅での生活ができると判断し，その目標に向けて援助することになる。住居環境が道路から階段で降りるため（図6-1），介助すると階段昇降が可能だが，人目にふれたくないとの希望があり，最初は訪問リハビリテーションから対応することになる。症例の回復状況にあわせて通所リハビリテーションの利用につなげる予定とする。

援助目標	援助内容
身体機能の向上 基本動作の向上 歩行能力の向上 ADL能力の向上	訪問リハビリテーションの利用（2回/週） 福祉用具の利用 （スロープ，手すり，歩行器，昇降座椅子）
家事動作の援助 　調理，買い物，掃除， 　洗濯，ゴミ出し	訪問介護の利用（5回/週）
通院の援助	介護タクシー利用
家族への働きかけ リハビリテーションスタッフとの連携	サービス担当者会議の開催

経過と現状

　訪問リハビリテーションを週2回利用することによって，利用後3週目より自宅内T字杖歩行可能となり，見守りで独歩も可能となる。1カ月後には床からの立ち上がり動作が可能となり，どうにか自宅前の階段昇降が可能となった。通所リハビリテーションを利用するプランが検討されたが，他人とのふれあいを拒んでなかなか症例の承諾が得られなかったが，身体機能が回復するにつれて症例も意欲的になり，通所リハビリテーション2回/週の利用を開始する。長女とスーパーマーケットにカートを押して買い物に行けるようになり，訪問リハビリテーションは週1回となる。2カ月後には美容院に出かける程度に回復する。訪問介護も週2回の利用となる。2カ月半後にはコルセットを外して良いと医師より指示がある。また，食事も自ら調理するようになる。冬になると，外階段が雪で滑るため注意が必要だったが，自ら雪かきをするようになる。7カ月後には転倒に注意しながら自力で入浴できるようになり，生活機能の向上がみられるようになる。

　1年後，介護保険の更新により介護度は要支援2となる。「両大腿部のしびれ」「歩行時の違和感」の訴えがあり，不安がみられたが，訪問リハビリテーションは終了となる。その後，通所リ

ハビリテーション2回/週，訪問介護2回/週の利用と宅配弁当5回/週の利用となる。訪問介護の利用は安否確認にもなっている。福祉用具は昇降座椅子は返却し，手すり，スロープ，歩行器を利用している。

歩行は体調にあわせて，独歩・T字杖・歩行器と使い分けているが，現在はほぼ病前の生活に戻り，介護保険制度の利用によって独居生活が可能となっている。握力は，右：15.5kg，左：18.0kg，BIは90点である。「両大腿部のしびれ」「歩行時の違和感」の訴えは次第にうすれている。

解　説

1．独居（家族・友人の援助）

　症例は，病前は腰痛，膝関節痛の既往があったが，独居で周囲の協力もあり，普通の生活をしていた。しかし第1腰椎偽関節，低カリウム性周期性四肢麻痺になり，要介護度3になってしまった。自宅に帰りたいという願望が強く，介護支援専門員（ケアマネジャー），福祉用具メーカー，家族，リハビリテーションスタッフの連携で独居での生活が成り立つように検討された。何より本人の意欲が高く，自助努力もあり，退院時は歩行器を使用しての歩行であったが，現在は室内独歩となっている。

　車で1時間ほどのところに住む長女は週1回必ず訪問し，症例を励まし，買い物等を援助している。また，友人が頻回に訪れて，会話を楽しむことが，症例の心配性を和らげ気分転換になり，互助・共助の精神につながったと考えられる。隣人・友人の援助は重要である。

2．訪問リハビリテーション

　住環境では，自宅が道路から階段を降りたところにあり，在宅のリハビリテーションは訪問リハビリテーションから開始した。週2回の利用であったが，自宅での生活をすごすことに症例自身が意欲があり，2カ月後にはT字杖を使用しての歩行となる。腰痛の訴えがあるが，痛みと相談しながら階段昇降も可能となった。そのため外出できるようになり，介護タクシーでの通院が可能となり，通所リハビリテーションの利用につながった。訪問リハビリテーション，通所リハビリテーションを併用しながら，自立した生活ができるようにリハビリテーションを継続的に行ったことで，現在介護度は要支援2となり，自ら外出したり，雪かきをしたりして生活している。

3．通所リハビリテーション

　介護度は要支援2となり訪問リハビリテーションを終了した。その後は，週2回の通所リハビリテーションを利用することにより，リハビリテーションの継続，入浴・食事による栄養管理，利用者どうしの会話を楽しむことができ，生活にめりはりができている。リハビリテーションは運動器機能向上プログラムを中心にしてバランス練習等は個別的対応を行い，症例の機能の維持・向上につながっている。

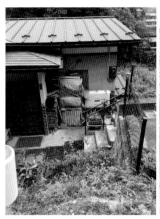
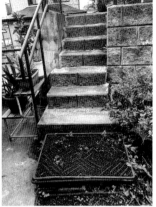

図 6-1 道路から自宅までの階段

〔症例 2〕

50代　女性　脳動脈奇形　左中大脳動脈閉塞症　症候性てんかん

キーワード：1）若年, 2）入所リハビリテーション, 3）通所リハビリテーション

生活歴

自営業である両親の長女として出生, 一人娘. 大学卒業後, 中学校の国語教諭として病気発症まで勤務する. 性格は真面目で, 生徒からの信望もあったとのこと.

障害歴

20代の時, てんかん発作で脳動脈奇形を指摘される. 大学病院で手術を行ったが, その際中大脳動脈閉塞症をおこし, 左脳梗塞を発症する. 右片麻痺, 言語障害, 高次脳機能障害が後遺症となる. リハビリテーションを行い, 自宅退院. 身体障害者手帳1種2級を取得, 両親の協力で, 料理教室, ピアノ教室に通い, 一人で外出できるようになっていた. しかし, 50代で外出先でめまいとけいれん発作が起き, 近医受診. 抗けいれん剤を投与される. 症状は軽減し自宅に帰ったが, 夜にけいれん発作とうめき声があり, 急性期病院に救急搬送. 症候性てんかんで入院となる. 発語が以前より不良となり, 元のように話せるようになるのに数日間かかった. 退院許可がでたが, 父親が入院予定となり母親による介護は困難となり, 回復期リハビリテーション病院は遠いため介護老人保健施設で集中的リハビリテーションを希望して入所となる.

障害の構造

　介護度は要介護1，移動は独歩であるが不安定である．失語症があり，単純な発語と聞き取りは可能であるが複雑な言葉には反応できない．衣服の着脱等ADLは可能だが，時間がかかり，金銭の計算については困難さがみられた．[Mini-Mental State Examination：MMSE（25/30点）][Functional Independence Measure：FIM（運動項目78/91点，認知項目29/35点　合計107/126点）]である．高次脳機能障害（長文の理解力低下，三桁の計算不可，新しい指示にとまどい等）があるため自立生活は困難，父親の入院で介護者（母）が不在となるため，退院後は介護老人保健施設に入所となった．施設退所は，介護者が確保されてから予定されることとなった．

　　　　心身機能・身体構造
　　　　　1）右片麻痺（Brunnstrom Stage：Br. Stage　上肢Ⅳ，手指Ⅱ，下肢Ⅳ）
　　　　　2）言語障害
　　　　　3）バランス能力低下
　　　　　4）高次脳機能障害
　　　　活動と参加
　　　　　1）独歩可能（10 m：16.4秒，28歩）
　　　　　2）ADL自立（握力　右：測定不可，左：21.2 kg）
　　　　活動と参加制約
　　　　　1）外出困難
　　　　　2）複雑なコミュニケーション困難
　　　　　3）IADL困難
　　　　　4）歩行　応用歩行困難
　　　　環境因子
　　　　　1）両親の協力がある
　　　　　2）両親が高齢であり一人子
　　　　　3）住居は改修されている
　　　　個人因子
　　　　　1）明るく素直
　　　　　2）意欲はあるが，認知能力低下
　　　　　3）状況判断困難

問題点

1）右片麻痺
2）バランス能力低下
3）歩行能力低下　特に応用歩行（階段昇降，段差乗り越え）

4）IADL 低下

5）複雑なコミュニケーション困難

援助目標と援助内容

基本方針

　障害を受けてから20年以上経過している。最初の発症後，日常生活は自立していたが退職した。経済的には両親の援助を受けて自立した生活をしていた。しかし，今回，日ごろ飲んでいた抗けいれん剤を飲み忘れて外出先でてんかん発作を起こし，歩行能力低下，ADL低下が生じたために，できるだけ発作前の生活ができるように援助していく。

援助目標	援助内容
身体機能の維持・向上 歩行能力の向上 ADL能力の向上 IADL能力の向上	介護老人保健施設でのリハビリテーション 　入所リハビリテーション（介護者が確保されるまで） 　　　　↓ 　通所リハビリテーション（3回/週）
家族への働きかけ	サービス担当者会議 関係機関・スタッフとの連携

経過と現状

　若年者であることが介護老人保健施設に入所することに考慮されたが，高次脳機能障害の症状により症例には気にしている様子はみられなかった。集中的リハビリテーションを行うことによって，入所後，10日目で調理（シチュー作り）を行い，2週間後には，次第に自分のおかれている状況がわかるようになってきた。毎週末自宅へ外泊するようになり，生活で不便なところを確認し，練習することによって，2カ月後には階段昇降可能となりADL上の不安は軽減されていった。父親は退院し在宅療養となったため，2カ月後自宅退所となった。

　その後，通所リハビリテーションを週3回利用して，リハビリテーションを継続することとなった。しかし，退所後すぐに転倒し，右橈骨遠位端骨折をし，1カ月ギプス固定し通所リハビリテーションを休む。休みの間は体調が悪く，めまいの症状があったと話している。コックアップ装具を装着して通所リハビリテーションを再開。歩行パターンは悪く，足部の内反，槌指が著明となってきており，歩行速度は10 m：11秒，22歩。しばらく様子をみていたが，痛みも出てきたため，8カ月後にタマラック短下肢装具を作製する。装具を装着すると歩行速度は10 m：9秒，21歩となる。その後は，通所リハビリテーションを週3回継続しているが，徐々に自らの立場を理解し，考えるようになってきており，心理的な援助が必要となってきている。

解　説

1．若　年

　症例は20代で発症し，50代でけいれん発作がおこるまでは，障害は残ったが両親の庇護により，それなりの生活をしていた。けいれん発作時両親は80代と70代で高齢であったが，現在父親は他界し，母親との2人暮らしである。母親は自営業を継続しており，症例の将来について心配している。最初の発症時に何らかの支援を受け，症例が授産所等で就労することも必要だったのではないかと思われる。母親以外にキーパーソンがいないため，将来的に生活相談員・介護支援専門員等の周囲の援助がより必要になると考えられる。

2．入所リハビリテーション

　けいれん発作後一般病院に入院したが，けいれん発作だったため，治療後早めの退院をすすめられる。症例や家族は不安によりリハビリテーションの継続を望んでいた。自宅退院はキーパーソンの母親が，父親の入院により症例の介護は困難であり，介護老人保健施設に入所しリハビリテーションを継続することとなった。施設では集中的なリハビリテーションを行うことによって，10日目には調理ができるようになり，2週間後には自宅外泊が可能となり，ADLは自立した。一般病院からすぐ自宅に帰らず，介護老人保健施設が中間施設の役割を担うこととなり，退所後は通所リハビリテーションの利用につながっている。介護老人保健施設の入所において集中的リハビリテーションを行い，介護者が確保されたため，早期の自宅復帰が可能となった。

3．通所リハビリテーション

　退所後すぐに転倒し，骨折してしまったが，通所リハビリテーションにつなげることによってその後のリハビリテーションが継続され，歩行パターン改善のための短下肢装具の製作，症例の日々の相談，家族の精神的援助等につながっている。けいれん発作から2年経過し，握力は左：27.0 kg，歩行速度は10 m：8.5秒，19歩と改善してきているので，継続的なリハビリテーションが求められている。高次脳機能障害に関しては，わずかながら自己の立場等を理解するようになり，通所リハビリテーションの利用者の中で自分が若年者であることに気がついてきており，若年者の通所リハビリテーション施設に通いたいとの希望がでてきている。今後検討する必要があるが，若年者の通所リハビリテーションは数が限られているためなかなか見つからないのが課題である。言語障害については以前から利用していた通所リハビリテーションに遠くではあるが1回/週利用している。

〔症例3〕

70代　男性　脳梗塞　陳旧性心筋梗塞　狭心症　心房細動　うっ血性心筋梗塞　前立腺癌

キーワード：1）入所リハビリテーション，2）在宅リハビリテーション，3）寒冷，4）積雪

生活歴
　学校卒業後市役所に勤務し，結婚。子どもは1人（長男）。定年退職後，商工会の事務局，労働基準協会に65歳まで勤めた。妻は民生委員，遺族会の役員，地域の活動等を献身的に行っている。家族は妻，長男（単身赴任），長男の長女・次女の4人暮らし。

障害歴
　60代で心筋梗塞を発症するが早期に治療できたため，冠動脈形成術により後遺症もなく回復。2年後に前立腺癌により放射線治療後6カ月ごとの外来観察中である。今回アテローム血栓性脳梗塞により左片麻痺を発症し，急性期病院に救急搬送され，保存的治療を行った。発症時左肩を脱臼している。1カ月後，回復期リハビリテーション病院で病院の装具と四点杖で歩行可能となるが，日常生活では車いす移動をしていた。3カ月後退院を促されるが，症例は歩けるまで，介護者の妻は排泄動作が自立するまで，リハビリテーションを続けたいとの希望で，リハビリテーションの継続ができる介護老人保健施設に入所となる。入所時のMMSE 29/30点，FIM 68/126点，握力右：31.6 kgであった。
　3カ月後退所し，在宅のリハビリテーション〔通所リハビリテーション，訪問リハビリテーション，短期入所療養介護（ショートステイ）〕を利用するも，冬に向かい，寒さと雪のため自宅での生活や外出が困難とのことで，介護老人保健施設に入所となる。その後，暖かくなると在宅，寒くなると入所とを繰り返していたが，発症して4年後の在宅でのサービスで，冬期間の長期入所を利用理由に訪問リハビリテーションの利用は認められなくなった。しかし，在宅・入所の繰り返しは現在も継続している。現在MMSE 26/30，FIM 93/126，握力右：32.6 kgである。

障害の構造
　発症時の介護度4，左片麻痺があり，歩行は短下肢装具と四点杖で見守りで可能であった。移動動作は主として車いす自立であった。排泄は尿意・便意はあるが，ズボンの上げ下げができず，更衣は介助が必要であった。1年後の介護保険更新時には介護度3となり，立位でのズボンの上げ下げ，更衣が可能となっている。住環境は，冬期間の自宅玄関からの出入りが困難であり，室内が寒いため在宅生活を困難にしていた。施設では車いすを使ってトイレ動作は自立している

が，自宅ではトイレへの移動は，車いすでは廊下の幅により困難さがある。介護者である妻は，地域での役員を引き受けており多忙である。長男・孫は休日たまに協力してくれる環境である。

 心身機能・身体構造
  1）左片麻痺（Brunnstrom Stage：Br. Stage　上肢Ⅱ，手指Ⅱ，下肢Ⅲ）
  2）左肩の痛み
  3）基本動作困難―立ち上がりは物に掴まり可能，立位保持は介助必要
  4）ADL低下
  5）歩行能力低下

 活動と参加
  1）車いすでの移動可能
  2）認知能力良好

 活動と参加制約
  1）歩行能力低下
  2）ADLに介助必要

 環境因子
  1）住居環境　正面玄関に階段，裏玄関への道路幅が狭い
  2）外出が困難
  3）介護者が地域での役員を引き受けているため多忙

 個人因子
  1）礼儀正しく，周囲への気配りがある
  2）妻には威圧的である
  3）他人，特に前職関係者とは会いたがらない
  4）意欲的で頑張り屋である

問題点
 1）左片麻痺
 2）左肩の痛み
 3）基本動作低下（立ち上がり，立位保持等）
 4）ADL低下
 5）歩行能力低下

援助目標と援助内容
 基本方針
  症例は在宅での生活をつづけながら継続的リハビリテーションを望んでいるため，支障なく在宅生活が過ごせるように援助することとなる。介護者である妻の負担を軽くするように考慮し，通所リハビリテーション，訪問リハビリテーション，短期入所療養介護（ショートステイ）

を併用する．住環境や寒さを考え，冬期間は施設入所してリハビリテーションを継続する．

援助目標	援助内容
身体機能向上 基本動作の向上 ADLの向上 歩行能力の向上 痛みの軽減	入所リハビリテーション（冬期間） 訪問リハビリテーション（2回/週） 通所リハビリテーション（2回/週） 短期入所療養介護（ショートステイ）（5〜7日/月）
介護負担軽減	通所リハビリテーション（2回/週） 短期入所療養介護（ショートステイ）（5〜7日/月）
移動能力の確保	福祉用具の利用（車いす貸与）
通院時の移動手段の確保	介護タクシーの利用
家族への援助	サービス担当者会議 介護支援専門員の情報共有

経過と現状

　介護老人保健施設に3カ月入所しリハビリテーションを行った後，在宅での生活が開始された．退所時はMMSE 26/30点，FIM 81/126点，握力右：38.1 kgであった．MMSEでの失点は日付についてであり，施設入所での時間的経過の認識低下が疑われた．在宅でのリハビリテーション〔通所リハビリテーション2回/週，訪問リハビリテーション2回/週，短期入所療養介護（ショートステイ）5〜7日/月〕を継続するも，2カ月後には冬に向かうため介護老人保健施設へ長期入所となった．4カ月後，自宅へ退所となり，MMSE 29/30点，FIM 84/126点，握力右：33.5 kgであり，在宅でのリハビリテーションが開始された．同時に，Shoe Horn Brace短下肢装具を製作し四点杖を購入した．この頃より，四点杖を使用した歩行が可能となったが，実用的歩行に結び付いていない．歩行速度は5 m：43.3秒，23歩であり，立ち上がり・立位保持が可能となった．同時に立位でのズボンの上げ下げが可能となったため，短期入所療養介護（ショートステイ）時の施設でのトイレ動作が車いすの移動で自立となった．自宅では廊下が狭く，車いすの移動ができないため，SHB＋4点杖歩行にて妻の見守りが必要であり，日中はトイレ，夜間は尿器を使っている．冬期間になると施設入所を利用し，在宅・入所を繰り返し，現在の身体機能は，MMSE 29/30点，FIM 85/126点，握力右：30.9 kg 歩行速度は5 m：48.3秒，20歩である．

　しかし，在宅のリハビリテーションにおいては冬期間の施設入所を理由に，介護保険利用5年目からは訪問リハビリテーションの利用は認められなくなった．そのため，在宅のリハビリテーションは通所リハビリテーション週2回短期入所療養介護（ショートステイ）月5〜7日の利用となっている．発症から6年を迎えているが，継続的なリハビリテーションを利用することにより，生活機能は維持されていると考えている．

しかし，経過の中で，腰痛の出現や介護者である妻の病気（緑内障，心筋梗塞等）があり，周囲のその都度の援助によって解決してきているのが現状である．現在は妻との2人暮らしとなり，長男は月2回ほど帰宅しているが，老々介護であり，今後，生活相談員，介護支援専門員等の見守りがより必要であると考えられる．

解　説

1．入所リハビリテーション

　回復期リハビリテーション病院から，自宅にすぐに退院することに不安があったために，維持期（生活期）リハビリテーションを目的に介護老人保健施設でリハビリテーションを継続することとなる．介護老人保健施設でのリハビリテーションは短期集中リハビリテーション加算の最初の3カ月は3回/週，その後は，2回/週以上との決まりがあるが，自宅に帰りたいとの症例の強い意思で，意欲的にリハビリテーションを行うことにより，移乗動作の自立が可能となった．また，長男が帰ってくる休日には，自宅に外泊して，在宅生活でのリハビリテーションの必要事項を確認し，不安なところを練習していった．結果，介護者である妻も症例の在宅生活を受け入れるようになった．回復期リハビリテーション病院から在宅への生活が不安な場合は，介護老人保健施設でのリハビリテーションの継続が検討され，生活における自立を目標にして，在宅生活を継続できるようリハビリテーションを支援することが大切である．

2．在宅リハビリテーション

　在宅でのリハビリテーションは，通所リハビリテーション，訪問リハビリテーション，短期入所療養介護（ショートステイ）でのリハビリテーションがある．症例は発症後，介護度4，1年後から介護度3であるため，介護保険の限度額を考慮しながら利用している．通所リハビリテーションは，心身機能の回復，介護負担軽減，入浴サービス，障害者どうしの友好等を目的に利用できる．症例は，歩行能力の確立，移乗動作の確立，痛みの軽減，清潔の保持，介護負担の軽減を目的に利用している．訪問リハビリテーションは，在宅で実際の生活場面におけるADLの自立，社会参加の向上のために自宅環境との適合を調整する役割を持ち，自立支援のために有効なリハビリテーションである．症例は，自宅での排泄の自立を目標に利用していたが，現在は施設では車いすで自立しており，在宅では家屋構造の問題から日中は妻の協力でトイレで，夜間は尿器を使用している．また，施設入所を冬期間に利用しているため，訪問リハビリテーションは介護保険では認められず，5年目より利用できなくなっている．短期入所療養介護（ショートステイ）は，介護者が病気，介護疲れ，旅行などで介護できない場合に利用できるサービスである．ショートステイにおいては介護老人保健施設ではリハビリテーションを入所中，介護保険の限度額の範囲内で希望すると毎日利用することができる．症例も妻の用事がある時や，介護負担の軽減のため，ショートステイを利用してリハビリテーションの継続ができている．身体機能の維持，基本動作・移乗動作を可能な限り維持・向上し，生活の自

立支援をするために，在宅リハビリテーションの利用は有効であると考える。

3．寒冷・積雪

　北国において，在宅で生活するうえで障害となるのは寒冷・積雪である。症例の住まいは広さは確保されているが，暖房設備が個別になっている。廊下，浴室，トイレについては暖房設備がないため温度差があり，自宅での生活に不安を感じている。また，積雪により正面玄関（図6-2）からの出入りが困難となり，通所リハビリテーションの利用が安全面からも難しくなった。そのため，冬期間の施設利用をすることになっている。本来なら住居の暖房設備の整備，玄関から外への道路の移動確保などを考える必要があるが，経済面を考えると難しいため，今後の課題となっている。

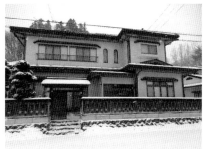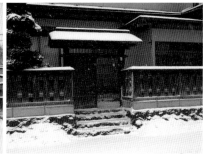

図 6-2　玄関前の様子と積雪の状態

索　引

【欧文】

activity of daily living（ADL）　22
community based rehabilitation（CBR）　11
instrumental activities of daily living（IADL）　106
International Classification of Functioning, Disability and Health（ICF）　39
pro bono　127
quality of life（QOL）　41

【和文】

【あ】

アジア太平洋障害者の十年　7

【い】

池脇政子　4
維持期リハビリテーションの概念　25
医師の役割　43
医療介護総合確保推進法　89

【か】

介護医療院　65,73
介護サービス　59,61
　——計画　61
介護支援サービス　32
介護支援専門員　32,49,51,61,75
　——実務研修　75
介護福祉機器　33
介護福祉士の役割　47
介護報酬基準額　99
介護保険　7,107
　——制度　58
　——をめぐる動き　55

介護保険法　59
　——改正　76
　——の基本理念　58
　——の制定　7
介護予防　7,8,103
　——支援事業　82
　——通所介護　34,89
介護療養型医療施設　73
介護老人福祉施設　61
介護老人保健施設　30,61,73
　——の機能　30
　——の役割と機能　31
回復期リハビリテーション　22
回復期リハビリテーション病棟　7,12,23
　——の特徴　23
　——の要件　13
家族介護依存政策　52
活動と参加に焦点を当てたリハビリテーションの推進　93
家庭復帰　105
上村聖恵　4

【き】

義肢装具士　48
機能訓練事業　6,8,52,110
急性期リハビリテーション　22
居宅サービス　33

【け】

ケアプラン　33
ケアマネジメント　32
ケアマネジャー　32,49,51,61,75
ケース会議　127
健康増進法　8
健康日本21　8
言語聴覚士　48,107

【こ】

公的介護保険制度　58
高負担高福祉　56

高齢者介護研究会　83,90
高齢社会福祉ビジョン懇談会　54
高齢者の保健事業と介護予防の一体的実施　3
高齢者保健福祉推進十か年戦略　6,53
　——の見直しについて　54
ゴールドプラン　6,53
国際障害者年　7
国際障害者の十年　7
国際生活機能分類　39
　——モデル　39
個別リハビリテーション加算　71

【さ】

在宅介護サービス　61
在宅リハビリテーション　1,20,25
作業療法士　46
　——の役割　46,106
澤村誠志　5

【し】

施設介護サービス　61
社会福祉法　9
社会保険方式　58
重層的支援体制整備事業　4,9
住宅改修　33
　——費　33,67
終末期リハビリテーション　15,42,112
障害者総合支援法　96,98
障害者プラン—ノーマライゼーション7か年戦略　7
ショートステイ　32
自立支援　25,93
新ゴールドプラン　54
身体障害者福祉法　33
新予防給付　59,79

索　引

【せ】

生活期リハビリテーション　85
生活障害　28
全国失語症者のつどい　7
全国地域リハビリテーション研究会　7

【そ】

措置制度　52

【た】

第2次医療法改正　7
短期集中リハビリテーション実施加算　66,73,106
短期入所生活介護　32
短期入所療養介護　32

【ち】

地域医療連携　119
地域共生社会　3,4
地域支援事業　9,80,81
地域包括ケアシステム　83,93,122
　　──の姿　122,123
地域包括支援センター　33,82,93,111
地域密着型サービス　61,82
地域リハビリテーション　1,19,117
　　──活動支援事業　124,125
　　──広域支援センター　120
　　──コーディネーター制度　8
　　──支援事業　8
　　──支援推進事業　5
　　──支援体制　12,120
　　──支援体制整備推進事業　120
　　──の概念　12
　　──の定義　12
　　──の歴史　1

【つ】

通院（外来）リハビリテーション　26
通所介護　26,34
通所リハビリテーション　26,27,71,105

【て】

デイケア　26,34,71,105
デイサービス　26,34
テクニカルエイドサービス　33

【と】

特別養護老人ホーム　32
都道府県リハビリテーション協議会　120

【な】

長崎市脳卒中協議会　5

【に】

二次的合併症　21
21世紀福祉ビジョン　54
ニッポン一億総活躍プラン　3
日常生活活動　22,28
日本リハビリテーション病院協会　1
日本リハビリテーション病院・施設協会　1
入所・入院サービス　30
認知症施策推進総合戦略　90

【は】

廃用症候群　22
浜村明徳　5

【ふ】

福祉用具　33,61
プラトー　45
プロボノ　125,127

【ほ】

訪問介護　36
　　──員　49
　　──事業　36
　　──事業の基本方針　37
　　──の業務内容　37
訪問看護　35
　　──指導事業　35
　　──ステーション　29,35
　　──の援助内容　36
訪問サービス　28
訪問指導事業　52
訪問リハビリテーション　28,29,65
ホームヘルパー　49
ホームヘルプサービス　36
北欧型介護制度　56
保健師の役割　47
保険方式折衷型　57
補装具　33
　　──給付制度　33

【ま】

慢性期　24

【み】

みなし指定　72

【め】

メディカルソーシャルワーカー　48

【や】

矢谷令子　4
山本和儀　5

【よ】

予防重視型システム　77
予防的介護　15
予防的リハビリテーション　15

【り】

理学療法士の役割　44, 105
リスク管理　22
リハビリテーション　1
　　——医療の流れ　20
　　——実施計画書　110
　　——前置主義　12, 51
　　——専門病棟　7
　　——マネジメント加算　71, 106
　　——, 回復期　21
　　——, 急性期　21
　　——, 終末期　15
　　——, 地域　1
　　——, 予防的　15

【れ】

レスパイトケア　28
連携とネットワークづくり　117
連携パス　119

【ろ】

老人医療費　52
老人福祉制度　52
老人訪問看護制度　35
老人保健福祉計画　54
老人保健法　52, 110
　　——の全部改正　8

【わ】

「我が事・丸ごと」地域共生社会実
　　現本部　3

地域リハビリテーション論 Ver. 9

発　行	2004年1月20日	Ver. 1 第1刷
	2004年3月25日	Ver. 1 第2刷
	2005年4月25日	Ver. 2 第1刷
	2006年5月15日	Ver. 3 第1刷
	2008年3月30日	Ver. 3 第4刷
	2009年6月5日	Ver. 4 第1刷
	2010年4月1日	Ver. 4 第2刷
	2012年6月30日	Ver. 5 第1刷
	2014年1月10日	Ver. 5 第2刷
	2015年6月15日	Ver. 6 第1刷
	2016年8月10日	Ver. 6 第2刷
	2018年6月10日	Ver. 7 第1刷
	2021年2月20日	Ver. 7 第2刷
	2022年9月1日	Ver. 8 第1刷
	2024年10月20日	Ver. 9 第1刷 Ⓒ

編　者　大田仁史
著　者　大田仁史・浜村明徳・下斗米貴子・澤　俊二
発行者　青山　智
発行所　株式会社 三輪書店
　　　　〒113-0033　東京都文京区本郷6-17-9　本郷綱ビル
　　　　☎ 03-3816-7796　FAX 03-3816-7756
　　　　URL　http://www.miwapubl.com/
装　丁　齋藤久美子
印刷所　三報社印刷 株式会社

本書の無断複写・複製・転載は，著作権・出版権の侵害となることがありますのでご注意ください．

ISBN 978-4-89590-827-6　C 3047

JCOPY ＜出版者著作権管理機構 委託出版物＞

本書の無断複製は著作権法上での例外を除き禁じられています．複製される場合は，そのつど事前に，出版者著作権管理機構（電話 03-5244-5088，FAX 03-5244-5089，e-mail：info@jcopy.or.jp）の許諾を得てください．